U0894555

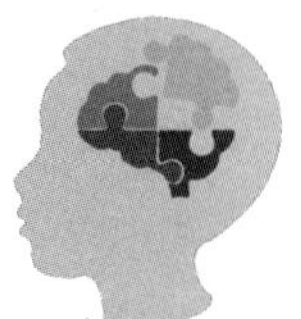

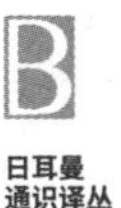

日耳曼
通识译丛

孤独症

表征、病因与帮助

〔德国〕赫尔穆特·雷姆施密特（Helmut Remschmidt）著
唐 翊 译

上海三联书店

目　录

第一章　什么是孤独症 / 1

第二章　儿童孤独症（肯纳综合征）/ 13

第三章　阿斯伯格综合征（孤独性人格障碍）/ 51

第四章　其他广泛性发育障碍 / 75

第五章　在孤独症治疗中已被证明有效的方法 / 85

孤独症谱系障碍的社会法分类 / 118

注　释 / 122

拓展阅读 / 152

孤独症相关重要机构信息 / 160

致　谢 / 163

译名对照表 / 164

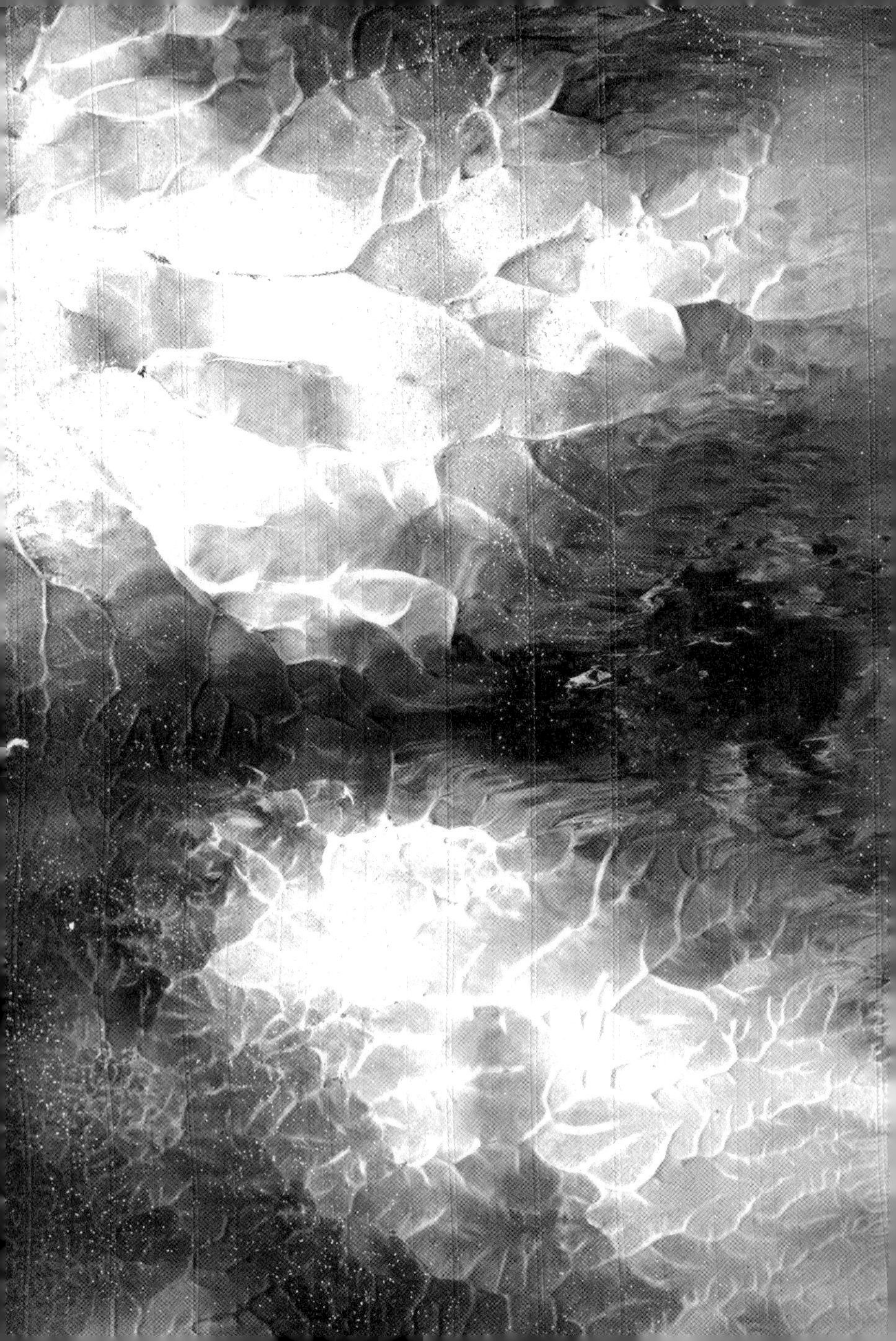

第一章
什么是孤独症

一份病历

安格莉卡前来就医时 19 岁。她的主要问题是躁狂发作、自残行为（针对自己身体的伤害行为）、严重的焦虑和强迫行为，还有自杀念头，并且一再陷入愤怒和激动状态。安格莉卡是父母的第四个孩子，也是最小的一个，在她来就诊时，哥哥姐姐都已开始了大学学习。

病史显示，其母在怀孕第二个月罹患风疹，除此之外，怀孕过程可谓一帆风顺。生产基本符合预产期，孩子出生时身长 54 厘米，体重 4200 克。这个女孩从出生起就引人注目。她有斜视，从两岁开始便戴上了眼镜。

她不与母亲进行目光接触，无回应性微笑。她对声响也没有任何反应，因此，她接受了一次听觉障碍筛查，但最后这项障碍被排除了。她的语言发育极为迟缓，故而接受了语言开发治疗。这个女孩 5 岁时还不会说话，只能从嘴里蹦出含混不清的音节。直到后来语言发育终于开始了，7 岁时安格莉卡才能够说出句子。同样，她很晚才学会走路。不过 3 岁时她已经能做到干爽整洁了。安格莉卡接种过寻常的疫苗，没有不耐受现象。医生在她 3 岁时实施了一次“斜视手术”。

安格莉卡曾上过幼儿园，但在那里，她总是形单影只地坐在角落里，进行着各种刻板的动作。6 岁时她被送进了一所为学习障碍者开设的学校，首先进入预科班，然后在那里持续进行了三年的学习。接下来则转学进入另一所学习障碍者学校，安格莉卡在此只待了一年，便因严重的自残行为被学校退学。然后有两年的时间她在家中接受单独授课。最终她去了一所为智力障碍者开设的学校，上了四年学，并且适应良好，于 18 岁从那里毕业。接下来她很快就被安置在一家疗养院。有一次，人们趁她不在时装修了她的房间，这令她陷入严重的精神异常状态，最后不得不住院接受临床治疗。

这一病例在许多方面显现出孤独症人士的典型经历

和命运：

1．母亲罹患风疹可能是致病原因。

2．出生后出现的异常情况很典型（没有目光接触，听觉能力受到怀疑，语言发育迟缓）。

3．从接触和社会行为上看，也是典型的孤独症患者（在幼儿园里的退缩，对目光接触的回避，与其他孩子不进行接触）。

4．自残行为也出现得相当频繁。

5．很害怕改变，比如由装修房间引起的焦虑，也是格外有代表性的。

在住院治疗后，患者被送进了一家愈合教育疗养院，在那里度过了两年的时间。在此期间，她有时仍会出现自残行为，但病情在一定程度上稳定了下来。然后她被安置在一家长期护理机构。虽然父母和许多专业人士孜孜不倦地做出了大量努力，但安格莉卡依然是一位有接触障碍的年轻人，她很难理解社交行为，也很难对其做出适当反应，并达到一定程度的独立自主，以便不借助外人的帮助而生活下去。

孤独症概念及历史

孤独症①这一概念由奥地利精神病学家欧根·布洛伊勒在 1911 年引入[1]，用于描述精神分裂症的一种基本症状。布洛伊勒用这一概念来刻画精神分裂症病人的行为——他们退回一个想象的内心世界，和身边人接触得越来越少，与世隔绝地沉浸于幻梦般的想法之中。这一概念被奥地利裔美籍儿童精神病学家莱奥·肯纳（1943）[2] 和奥地利儿科医生汉斯·阿斯伯格（1944）[3] 采纳，并几乎同时用于描述儿童中的孤独障碍问题。因为，孤独症患儿并不是主动地退回想象世界，而是**原发地**（从出生开始）没有能力或者只有非常有限的能力去发展社交。按照布洛伊勒最初的定义，这个名称其实并不符合他们的症状。但许多人赞成保留这一概念，因为，在此期间它已经在全世界得到了广泛的使用[4]。

莱奥·肯纳 1943 年在《情感接触的孤独障碍》（*Autistische Störungen des affektiven Kontakts*）一文中描述了 11 个病例，并对他们的共性做出了如下总结："突

---

① 德语 Autismus 一词源自希腊语，有自我之意，中国台湾地区译为"自闭症"，本书采纳中国大陆地区惯用的译法"孤独症"。——译注

出的基本病理障碍是从出生起便不具备以普通方式与人或者情境产生关系的能力。父母带着这些孩子来看病，并将他们描述为：‘自娱自乐’，‘如同生活在一个罩子里’，‘在一个人独处时最为快乐’，‘自行其是，好像周围空无一人’，‘对周围环境漠不关心’，‘给人一种安静的智慧感’，‘没有能力捕捉普通程度的社交信号’，‘表现得如同被催眠了’。与精神分裂症儿童或成年人那种从先前存在的关系或对沟通的参与中退缩回来不同，这更多的是一种与生俱来的**自我中心的孤独**。所有从外部作用于这个孩子身上的东西都不会被注意到，都被忽视和排除在外。”[5]

上述报告之后的段落则这样写道：“我们必须承认，这些孩子来到这个世界上时，天生便无法与其他人进行普通的、生物学上预设的情感接触。在这一点上，他们与那些出生时有先天身体残疾或者智力残疾的孩子一样是存在缺陷的。如果这个假设是正确的，那么，必须通过对这些孩子的进一步检查，制定详细的标准，去描述这个现在还很模糊的、情感反应中构成成分的假设。我们首先可以确认，在这些孩子身上存在着一种严重的先天性情感接触障碍。”[6]

在不知道莱奥·肯纳一年前已经发表文章的情况下，

汉斯·阿斯伯格在 1944 年题为《童年期“孤独性精神病态者”》(*Die „autistischen Psychopathen“im Kindesalter*)的文章中描述了四个病例，他将这些病患的共性归纳为六大要点：

1. 身体以及表达方式

阿斯伯格从这个角度指出，这些孩子通常会避免目光接触，缺乏表情和手势（他们“不需要表情作为进行接触的表达方式”），他们的语言表达显得很不自然，谈话时不会转向对话者，并且动作笨拙。

2. 孤独症者的智力

阿斯伯格描述了这些孩子的一种特殊类型的注意力障碍，仿佛“向内心走神”。他还描述了一种“和语言之间特别有创造力的关系”，这也体现在他们“毫无顾忌地构造新词，而且大部分都非常贴切”，他们还常常具备一种“高度的补偿能力，用以平衡显著的缺陷”。

3. 在群体中的行为

从这方面看，一种基本障碍就是他们“与周围关系的压缩”。他们即使在家庭中也展现出“孤独性恶意行为”和“消极反应”。他们“遵从他们自己的冲动，跟随自己的偏好，对周围的要求毫不在意”。

4．欲望和情感生活

他们在性行为方面的表现天差地别（从性冷淡到过度自慰都有），且常常偏向施虐狂式的反应。尤其值得注意的是他们绝对以自我为中心的行为，“对外部的需求和禁令毫无顾忌”。他们对于人际距离没有感觉，也常常毫无幽默感，没法理解玩笑。收集癖和特殊兴趣也很常见。

5．遗传

阿斯伯格早就认为，“孤独性精神病态”背后有着遗传因素。他指出，在观察到的超过200个病例中，每个人的家庭里都或多或少存在着明显的接触和交流障碍（大部分是父亲身上），没有任何一人例外。在这种意义上，在最初的描述中阿斯伯格已经认定：“这个问题早已尘埃落定，即使精神病态的状态也是由体质决定的，因此也是可以遗传的。”

6．社会价值和病程

考虑到病程，阿斯伯格强调了社会分类方面的不足，尤其是在出现“显著的智力低下”时。此外，还有那些“智力正常的，当然还有那些超过了平均水平的孤独性精神病态”的病例。他们的发展前景比较好，都有相应的工作机会以及继续发展的可能。

莱奥·肯纳第一个描述了儿童孤独症[①]。肯纳 1896 年 6 月 13 日出生于奥匈帝国的克列科季夫，他一开始想要成为作家，但最终却去攻读医学并于 1919 年在柏林获得了博士学位。肯纳 1924 年移民美国，1930 年在巴尔的摩的约翰 - 霍普金斯医院开设了儿童和青少年精神病门诊。1943 年他以《情感接触的孤独障碍》为题描述了 11 个患有同一障碍症的病例，这种障碍症后来被称为儿童孤独症或肯纳综合征。莱奥·肯纳被视为美国儿童和青少年精神病学之父。他写作的教科书《儿童精神病学》（*Child Psychiatry*）多次再版，深刻影响了一代又一代儿童和青少年精神病医生。莱奥·肯纳于 1981 年 4 月 3 日在马里兰州赛克斯维尔的家中去世，享年 86 岁。

汉斯·阿斯伯格是第一个描述“孤独性精神病态”的人，他 1906 年 2 月 18 日出生于维也纳的豪斯布伦，在维也纳长大并完成大学学业，1931 年获得博士学位，随后作为助理医师进入维也纳大学儿科医院。阿斯伯

---

① “儿童孤独症”的德语为 der frühkindliche Autismus，本意为童年早期（或婴幼儿期）的孤独症（early infantile autism），但中文中较少使用“婴幼儿孤独症”，多使用译自英语（childhood autism）的“儿童孤独症”“童年孤独症”或“儿童期自闭症”等。本书采用“儿童孤独症”这一译法。——译注

格于 1932 年接管了儿科医院的治疗教育部，1957 年被任命为因斯布鲁克的大学儿科医院负责人，1962 年取得维也纳大学儿科学教授席位，并开始掌管儿科医院。1944 年，他以《童年期“孤独性精神病态者”》为题描述了后来按照他的名字命名的综合征。汉斯·阿斯伯格被认为是欧洲儿童和青少年精神病学的先驱之一。他在教科书《治疗教育》（*Heilpädagogik*）中，从儿科的角度生动形象地阐述了儿童期的精神疾病，令人印象深刻。汉斯·阿斯伯格于 1980 年 10 月 21 日在维也纳去世，享年 75 岁。

作为广泛性发育障碍的孤独症

最早描述孤独障碍的人（肯纳和阿斯伯格）已经认识到，这些障碍是先天的或者发生于童年期的开端。如今，人们将孤独症归入**广泛性发育障碍**。在世界卫生组织《疾病和有关健康问题的国际统计分类》第 10 版（ICD-10）中关于精神障碍的国际分类里，对其做出了如下定义：“这一类障碍，以彼此之间的互动、沟通模式的性质异常，以及兴趣与活动的局限、刻板和重复性为特征。这种性质偏差在所有情况下均为此类人群的基础性功能特征，只是严重程度有所不同。大部分病例从婴幼儿期开始就存在发育异常。该障碍在 5 岁前才开始显现征兆，只有少数例外。多数存在某种程度的一般认知损害，但此类障碍只以与个体智力水平不符的行为来定义，而不管智力水平是否符合其年龄。”在 ICD-10 做出的分类中，还指出了以下事实：

1. 某些病例可能伴随特定的躯体病理表现而被归入到相应的疾病名下（例如婴幼儿大脑性瘫痪，因母体孕期感染风疹导致的损害，结节性硬化症，大脑受累导致的脂肪代谢障碍以及脆性 X 综合征）。

2. 此类障碍原则上依据行为进行诊断，无论是否存在伴发性的身体疾病。

3. 智力发育迟滞虽然多发，但并非在所有广泛性发育障碍中都会出现。

第二种常用的分类系统，即《精神障碍诊断及统计手册》（第 4 版，DSM-IV）[①]，对广泛性发育障碍的定义与 ICD-10 的定义十分相近：“广泛性发育障碍的特征是一种严重且广泛的损害，且出现在多个发育领域，例如社会互动和沟通，或者表现出刻板的行为方式、兴趣和活动。这种性质异常在此类障碍中以对发育阶段和智

① 该手册由美国精神病协会（APA）出版。——译注

力年龄的明显偏离为标志。”

DSM-IV 的描述还指出，此类障碍以前被列入“精神病”或者“童年期精神分裂症”的概念之下。但需要强调的是，广泛性发育障碍有别于精神病和精神分裂症，虽然某些广泛性发育障碍（例如阿斯伯格综合征）在极少数情况下可能会进一步发展为精神分裂症。

最近，儿童孤独症（常常被称为孤独症，ICD-10，F84.0）、阿斯伯格综合征（F84.5）以及非典型孤独症（F84.0）[①]被归入孤独症谱系障碍统称之下。

① 原文如此，但其实 ICD-10 中的儿童孤独症编号为 F84.0，而非典型孤独症编号为 F84.1。——译注

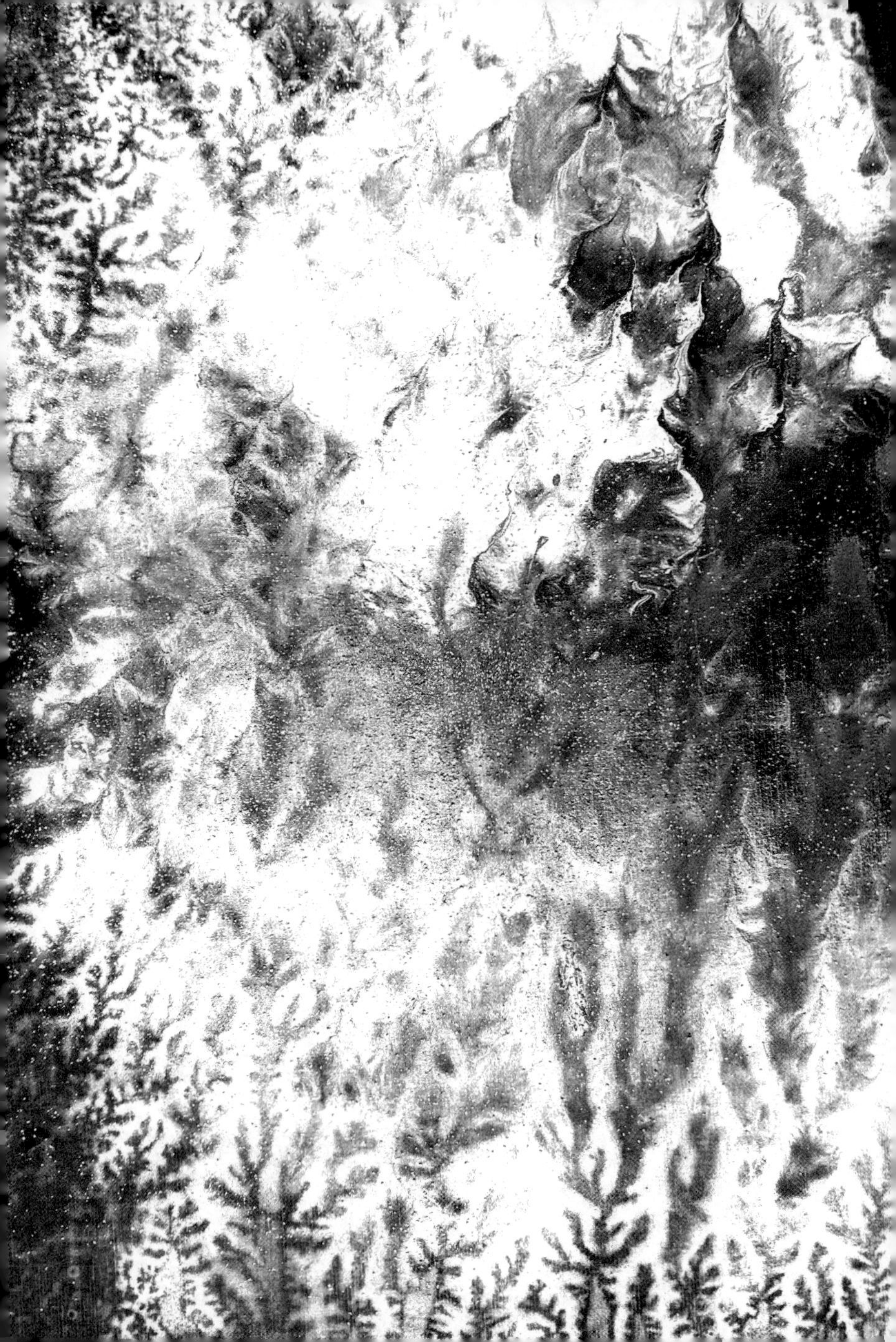

第二章
儿童孤独症（肯纳综合征）

典型特征（症状学）

如前文所述两种在世界上得到广泛使用的分类系统，分别描述了诊断儿童孤独症需要依据的标准。这两种分类系统均强调了四项核心特征，后续将在表 1 中进行详细描述：

1．交互性社会活动中的性质异常。

2．沟通中的性质异常。

3．受限的兴趣以及刻板的行为模式。

4．开始于 3 岁之前。

此外，ICD-10 还提出了一些不具代表性的问题，例如害怕、恐惧症、睡眠及进食障碍、发怒、攻击性、自我伤害。

在对儿童孤独症患者的观察中，可以看到以下三种**行为方式**（症状），与分类系统中的标准不谋而合：

1. 面对周围环境时的极端封闭。

2. 焦虑地墨守成规（对变化的焦虑）。

3. 特殊的语言异常。

封闭表现为一种极端的接触障碍，即与人、事和物的关系建立是异常的。在这些患儿身上，普通儿童与父母，特别是与母亲之间的接触迹象几乎全部缺失，会表现为无回应性微笑，没有目光接触，缺乏对父母和其他人的区分，没有包含预期的手势（例如为了被高高举起而伸出双臂）。相反，这样的儿童会聚精会神地关注客观环境。

长大一些后，他们不进行需要合作的游戏，没有能力与其他孩子建立友好关系，或对其他人的情绪无法感同身受，这些问题都会变得非常明显。

焦虑地**墨守成规**则体现在，如果人们对这些儿童身边的环境进行一些改变，他们便会陷入焦虑和恐惧状态（参见后文案例）。

关于**语言异常**不得不说的是，人们大概在一半的

表1 ICD-10和DSM-IV儿童孤独症诊断方针与标准（精简版）

ICD-10	DSM-IV
1. 在交互性社会活动中的性质异常（例如对社交和情感信号的不当估计，极少运用社交信号）	1. 在社会活动中的性质异常（例如目光接触等非语言行为方式，与同龄人的关系建立，感情表达）
2. 沟通中的性质异常（例如缺乏语言技能的社会性运用，对其他人的语言与非语言的亲近缺乏情感回应，语调变化）	2. 沟通中的性质异常（例如滞后或缺失的语言发育，刻板或重复的语言使用，无法进行与发育阶段相匹配的角色扮演和模仿游戏）
3. 受限的兴趣以及刻板的行为模式（例如对日常活动的僵化重复，抗拒改变）	3. 局限、重复和刻板的行为方式、兴趣和活动
4. 不具代表性的问题，如害怕、恐惧症、睡眠及进食障碍、发怒、攻击性、自我伤害	4. 开始于3岁之前，发育迟缓或功能异常
5. 征兆在3岁之前表现出来	

患儿身上发现了语言发育滞后的情况，以及对于自己新造词（Neologismen）和模仿言语（Echolalien，即模仿说出单词或单音）的偏好。这些儿童以第三人称称呼自己，后来才学会用“我”来代指自己。几乎所有儿童都在语言和运动领域展现出刻板行为和一系列的重复现

象。他们不会（或者很晚才）进入能够发起提问的阶段，然后刻板地重复提出那些他们已经知道答案的问题。许多孤独症患儿即使掌握了语言，也不能运用语言进行沟通，而只是机械性地运用它。语言中会一直出现语法错误，有些儿童发明了新的词语，这些词语对他们来说可能具有特殊的含义。

许多肯纳孤独症患儿的**声音**也有异常：他们的声音很少有抑扬顿挫，单词或句子成分中的重音常常是不恰当的，声音的大小保持一致，说话节奏也大多显得断断续续。

有些儿童表现出**强迫现象**以及其他一系列症状，例如偏好特定的餐食、攻击性和自残，还有对真正的危险缺乏畏惧。

在生长发育过程中，许多儿童孤独症患者会发生**症状转移**：声音敏感性、焦虑发作、精神运动性激越、睡眠障碍、触碰物体或人的倾向降低。为了更加形象地展现这些症状，在此插入一个简短的病例描述：

对贝恩德的诊断：儿童孤独症，智力障碍。病因不明。

体格及神经检查结果正常。

智力处于智力障碍中的较高水平，在智力侧写（HAWIK—R[①]）中有较强的异质性。贝恩德在日常领域能够使用较易理解的语言表述，能够以较大的印刷体书写自己的名字和个别单词，但不理解金钱的价值。从6岁、9岁起生活在一所为智力障碍儿童开设的寄宿学校。

他的一名兄弟同样有智力障碍，但没有孤独症。

贝恩德缺乏动力，常常需要人“推他一把”。他和学校里的其他儿童、青少年之间没有较为紧密的关系，但与负责他们这个同住组团[②]的老师之间有接触。这个男孩既没有攻击性行为也不会自残，当他生气时会变得“很犟”，还会大声叫喊。

贝恩德在10岁时曾被派去厨房取两瓶矿泉水，他自己也喜欢喝这种矿泉水。在回来的

---

① 指汉堡韦克斯勒儿童智能测试修订版（Hamburg-Wechsler-Intelligenztest für Kinder - Revision），是基于英文版韦克斯勒儿童智力测试（WISC）开发的德语版。——译注

② 同住组团，指一群或因年龄较大，或因心理、生理残疾而需要照顾的人集中居住的地方。一般有专业人士及志愿者在那里工作并负责照料他们的起居。——译注

路上他生气地将两个瓶子砸得粉碎，但这并不是为了收集碎片，他也说不出任何理由。第二天，他在午餐后突然用手臂将所有可以够到的盘子从桌上扫落，显得心烦意乱、惊恐不已。接下来几天，贝恩德在饭点时没有出现在餐室，也拒绝了送到房间里的饭菜和饮料。但他的体重却并未减轻。人们观察到，他偷偷从冰箱和面包箱内取食，并从水龙头接水喝。

对贝恩德来说，学校里出现了问题。他知道，与他关系最好的那位老师很快将会离职。在学校里，他被调入了一个能力较高的群组，而两个新来的孩子加入了他的同住组团。这个男孩对周围变化的反应是束手无策、愤怒和表现出攻击性，他砸碎瓶子但又害怕受到惩罚(社交畏惧)，因此，这种畏惧泛化为对玻璃和陶瓷物品的恐惧。这种与物体相关的畏惧（恐惧症），导致贝恩德逃避共同用餐时间（使用餐具）和其他社交场合。这种如同强迫症一般的回避行为，从主观上减轻了畏惧感。

治疗：系统化脱敏。贝恩德得到了塑料餐具并被带到餐室隔壁房间的桌子旁。两个房间之间的门被关上。他每顿饭都会出来吃。八天之后通往餐室的门又被打开了。再过八天工作人员将他的餐桌放在大门口，并将装甜点的塑料碗换成玻璃碗。几天之后换掉喝水的杯子，等等；直到所有塑料餐具都被替换。又过了几天，贝恩德被工作人员带回他原来用餐的位置。人们可以感受到，贝恩德和其他孩子都对重新恢复老习惯感到高兴。

贝恩德对治疗的接受和照做是一种社交减负。塑料餐具是一种脱敏措施，有助于减少恐惧症的畏惧。如今已经过去了八年，贝恩德身上没有再次出现恐惧性或强迫性障碍。

患病率（流行病学）

根据较新的研究，一万名 4 至 15 岁的儿童与青少年中约有四至五人患有孤独症，男女比例是 3：1。从这个患病率出发，德国范围内约八千万居民中大约有四万人患有孤独症。其中，五到六千人在 4 至 15 岁的年龄段，三到四千人在 14 至 21 岁之间，大约三万到三万五千人超过了 21 岁。[1] 孤独症患者在近十年来是否有所增加，尚未有定论。可以肯定的是，对于孤独障碍日益增长的认识也导致了更多的确诊，但这与真正的增长并不能画上等号。与先前的观点[①]相反，社会阶层与之没有关联，孤独障碍在各个社会阶层中的发生率相等。

诊 断

对儿童孤独症做出诊断的依据是病史以及对患儿在不同情况下进行的观察。目前的诊断以国际上广泛使用的精神障碍和疾病分类系统 ICD-10、DSM-IV 中的诊断标准为基础。

其他附加辅助手段是与父母及相关照护人员进行的标准化访谈，或者采用观察量表，以求对特定的行为特征进行更准确的量化记录。

关于**病史**，父母经常提到，从孕期开始便经历了不少难题，出现了生育并发症，并且重要的是，在刚出生的几个月就有发育异常。如果孤独症患儿不是父母的

---

① 以前的观点认为，孤独症在较高的社会阶层中患病率也较高。这可能是因为出身较好的孩子的父母从经济和知识储备上更有能力关心孩子的心理健康，而出身社会底层的孩子则很少能够得到确诊和治疗，导致统计数据与真实情况产生了偏差。——译注

第一个孩子，他们有机会将患儿与其余子女进行比较的话，就会清楚地意识到这种异常。母亲们会做如下陈述：孩子从一开始就抗拒身体的接触和关注，没有回应性的微笑，对呼唤和声音没有反应，以至于父母觉得孩子是耳聋的。在幼儿园里他们对其他孩子也没有兴趣，自顾自地玩耍，对物体比人更有兴趣，并且不按照设计用途使用物体，而是旋转它们。快乐的行为几乎只有在与物体进行交流，而不是与其他孩子进行人际接触的时候才会出现。语言发育要么完全没有，要么极端迟缓。当孩子开始学习说话了，语言习得不仅迟缓，而且会出现一系列前文所提到的语言异常。这个特征也可以通过直接**观察**得到确认，或者通过标准化访谈、观察量表的辅助进行更准确的呈现。

此外，还有大量访谈、量表和观察方法聚焦于儿童孤独症的诊断，并用于科学研究，这里需列举出来的有：

1. 筛查问卷

· CHAT　婴幼儿孤独症筛查量表（Checklist for Autism in Toddlers）[2]

· M-CHAT　改良版婴幼儿孤独症筛查量表（以上两个表的适用年龄为 18 月龄至 3 岁）[3]

· SCQ　社交沟通问卷（Social Communication Questionnaire）[4]

· MBAS　马尔堡阿斯伯格综合征评定量表（Marburger Beurteilungsskala zum Asperger-Syndrom）[5]

· FBB-TES　广泛性发育障碍外部评估问卷（Fremdbeurteilungsfragebogen für tiefgreifende Entwicklungsstörungen）[6]

· AF　孤独症问卷（Autismus-Fragebogen）[7]

· SEAS-M　低能患者孤独症谱系障碍诊断量表（Skala zur Erfassung von Autismus-Spektrum-Störungen bei Minderbegabten）[8]

· ABC　孤独症行为量表（Autism Behavior Checklist）[9]

2. 诊断访谈

· ADI-R　孤独症诊断访谈量表修订版（Autism Diagnostic Interview-Revised）[10]

· DISCO　社会交往和交流障碍诊断访谈量表（Diagnostic Interview for Social and Communication Disorders）[11]

1级：发育状况的常规检查（例如儿科医生检查等）。
进一步检查的绝对指标：
· 至12月龄未牙牙学语
· 至12月龄无指示或其他手势语言
· 至16月龄未说词汇
· 至24月龄无自造的双词短语（并非模仿言语！）
· 任何年龄段的**每次**语言或社交能力的丧失！

↓ ↓

异常 | **无异常** → **重复上一级检查**

↓

1级：进一步医学检查
· 差异化听觉测试

↓

"孤独症"专项筛查
CHAT SCQ SEAS-M MBAS

↓

2级：诊断和评估
常规方式：
· 访谈：ADI-R
· 行为观察：ADOS-G
· 诊断标准：ICD-10
进一步的医学和神经检查：
· 体格及神经系统检查
· 脑电图（EEG）和对适应证进行的影像学检查
· 听力及视力
· 血液分析，基因分析
发育状况评估专项检查：
· 语言测试
· 智力水平
· 适应技能
· 家族史和家庭资源
· 神经心理学检查

疑似孤独症谱系障碍的诊断流程[12]

3．观察量表

· CARS　儿童孤独症评定量表（Childhood Autism Rating Scale）[13]

· ADOS-G　孤独症诊断观察量表通用版（Autism Diagnostic Observation Schedule-Generic）[14]

此处提及的标准化检查方法仅供参考，而且对一些著名研究者较为陈旧的手段不加讨论。

诊断方式总结请参考上面的流程。对发育状况的常规检查（1级）之后是对异常之处做进一步的医学检查，然后是筛查手段的运用，最后使用访谈和观察手段证实怀疑。

与其他障碍症的区别

儿童孤独症首先需要与阿斯伯格综合征（孤独性人格障碍）进行区分。这两种孤独症的区别主要在于疾病的发病，在语言、智力方面以及运动上的特性，例如罹患阿斯伯格综合征的儿童更早学会说话，也多会发展出更加差异化的语言，大部分会展现出接近平均水平的智能。他们常常发展突出的特殊兴趣，并几乎只专注于它，当他们年长一些后则常常会表现出强迫性的行为方式。

此外，还需要区分的是**雷特综合征**。这种疾病与孤独症的两种变体相反，它是一种退化，即已掌握技能的丧失，与之相关的是多种神经症状以及典型的手部刻板运动（双手的扭动）。

还有**感官缺陷**和**智力障碍**也需要与孤独症区分开。前者可以通过详细的感官测试查明，后者的孤独症症状在临床症状中并不是重点，充其量是一种伴随症状。此外，有智力障碍的儿童和青少年与他人和客观环境的情感关系很少受到干扰或完全没有受到干扰，也大多没有儿童孤独症的语言和运动机能特性。

精神分裂症从实践和临床意义上也有别于此，无论是依据症状学还是既往病史和病程都能做出区分。罹患精神分裂症的儿童与孤独症患儿相比，前者常常会出现妄想症状或者产生幻觉，但比照其自身的精神病症状，他们之前或多或少都有一段没什么异常的病史。

此外，**医院症**（即剥夺综合征）也需要与孤独障碍进行区分，这是由极度忽视和缺乏支持造成的一种障碍。此类患儿可能出现接触障碍，但这种障碍表现为另一种形式，一种相对来说偏抑郁的症状，有时也有无距离感的行为，无论如何都与孤独症患儿的典型症状不同。

下列情况会使诊断更加困难，因为：

1. 有的儿童只出现了单一的，而不是所有的孤独症症状。

2. 儿童孤独症的精神病态症状随着发育阶段而不断变化。对改变的焦虑直到 2 岁时与周围的物体建立起联系后才会出现。尤其是程度较轻的患儿，他们的许多特征在 6 岁以后会减轻或完全消失，取而代之的是越来越正常的发育过程。

3. 障碍的严重程度可能千差万别。

表 2 指出了最重要的特征，可以用来区别儿童孤独症和阿斯伯格综合征。

表 2　孤独症鉴别诊断（肯纳综合征，阿斯伯格综合征）

	儿童孤独症（肯纳综合征）	孤独性精神病态（阿斯伯格综合征）
最早的异常	多数在出生后几个月内	约3岁起出现显著异常
目光接触	开始时无目光接触，之后则很少，或是短暂的、回避的目光接触	很少，且很短暂

续表

	儿童孤独症（肯纳综合征）	孤独性精神病态（阿斯伯格综合征）
语言	开始说话较晚，甚至常常没有语言发育（约50%）	较早开始说话
	非常滞后的语言发育	迅速发展出语法和修辞水平都比较高的语言
	语言一开始缺少沟通功能（模仿言语）	语言一直具有沟通功能，但有障碍（自说自话）
智力	多数智力功能严重受限，独特的智力结构	智力方面的成绩较好，高于平均水平，智力低下很少见
运动机能	如果不存在其他疾病则运动不受限	运动机能异常：笨手笨脚，粗大动作或精细动作的协调障碍，不灵活的、笨拙的动作

共　病

共病症指在同一个个体身上同时出现的、相互区别的不同疾病。

儿童孤独症最常见的共病症是一种脑癫痫病，很多年前已有相关描述。与脆性 X 综合征（特定的遗传疾病，又称马丁–贝尔综合征）的关联则引起了激烈讨论，比较早的论文被认为在这一点上是存在问题的，因为当时对脆性 X 综合征的细胞学诊断不够准确。根据较新的研究，儿童孤独症患者中约有 4% 的病例存在脆性 X 综合征，反过来人们在脆性 X 综合征病例中则发现 5% 至 60% 的病例兼有孤独症。与儿童孤独症之间关联概率高于其他偶然的疾病的，还有结节性硬化症、神经纤维瘤病以及唐氏综合征。然而，最常见的共病症则是多动综合征以及注意力缺陷与多动障碍。考虑到孤独障碍诊断与共病症的联系很重要，因为根据孤独障碍严重程度的不同，共病症也会变得明显或不易觉察。但识别它们对于进行适合的治疗来说意义重大。

病　因

对于儿童孤独症病因的讨论，数十年来形形色色的论点层出不穷，社会心理学方面的成因曾占据主导，近年来的讨论则重又倒向了生物学病因一边（概述详见韦伯的著作）[15]。这种趋势的发生主要是出于对一系列神经生物学特性的印象，这些特点在孤独症患儿身上很典型，但人们在健康儿童身上没有发现，而在精神障碍儿童身上则表现得程度不同。

儿童孤独症的心理成因说，主要由贝特尔海姆（1977）[16]和马勒（1983）[17]提出，但最近的研究结果并不支持这一论点。以下的观察与其相左：

1．孤独症患儿从婴儿期就很古怪。他们展现出的一系列神经生物学异常情况（清醒与睡眠节奏的紊乱、进食障碍、反常喊叫、排泄功能紊乱、兴奋过度等），在健康儿童身上是找不到的。

2．与较早的看法相反，孤独症患儿的父母并没有显现出特别异常的人格。无论如何，他们的人格特质或者行为，都与正常或精神障碍儿童的父母别无二致。[18]

3．大概 40% 至 60% 的儿童孤独症患者在学龄阶段显现出神经学症状，约 30% 在青春期内会出现一种癫痫症。

4．在特定病毒的感染后常常出现和孤独症一样的行为。尤其是那些罹患先天性风疹综合征的儿童（先天性风疹综合征，即胎儿通过患病母体感染的风疹疾病）。[19]

近年越来越多的观点认为，儿童孤独症的发生有以下因素参与：

1．遗传影响。

2．脑损伤及脑功能障碍。

3．生物化学机制异常。

4．认知过程及语言发育障碍。

5．情感发育障碍。

6．以上因素的相互作用。

接下来，我们将对最重要的致病因素进行讨论，并对其重要性做出评估。[20]

遗传影响

随着对儿童孤独症临床认识（诊断、治疗和长期病程）的进一步发展，以及人类遗传学的进步，前文所述的某些因素是否能通过遗传来解释，也被人越来越多地提出。孤独症是否能够遗传，遗传影响是否与孤独障碍的特定部分有关，例如认知障碍、语言障碍或者情感障碍，对于这些问题的讨论也已经持续了较长时间。

基因引发儿童孤独症的观点主要依据的是家族研究和双生子研究，以及最新的分子生物学研究。[21]

许多迹象表明，儿童孤独症存在家族聚集性。这一方面体现在孤独症患儿兄弟姐妹的发病风险高达 3%（见表 3）。这个数字意味着他们的患病风险是普通人的 60 至 100 倍。[22] 根据里特沃等人的大量研究，出现孤独障碍患者的家族中，不止一人患有此病的概率甚至达到了 9.7%。[23]

麦克唐纳及其同事发现[24]，儿童孤独症患者的兄弟姐妹（受试人数 78 人）中有 15% 的人存在认知异常，主要表现形式为说话和语言障碍，而在唐氏综合征患者的兄弟姐妹（受试人数 22 人）中则只有 4.5% 的人存在类似的认知功能障碍。奥古斯特等人[25]也得出了相似的结论。他们认为孤独症患儿的兄弟姐妹中有 15% 存在障碍，而唐氏综合征患儿的兄弟姐妹中则只有 3% 表现出认知异常。贝尔德和奥古斯特同样证实了孤独症患儿兄弟姐妹中存在认知缺陷的家族聚集现象。[26]他们发现，与智力障碍不那么显著（智商高于 70）的孤独症患者相比，存在严重智力障碍（智商低于 70）的患者，其兄弟姐妹身上智商低下、学习障碍和儿童孤独症出现得则更加频繁。其他一些研究者也得出了类似的结论。[27]认知功能障碍主要被认作说话和语言障碍，有些研究者也将其理解为感知障碍。

总而言之，研究表明，孤独症障碍存在明显的家族聚集性，这点是可以肯定的。由此推断，遗传因素在孤独症的发生中具有不容忽视的影响。但明确的遗传过程至今还无法得到证实。

表3 孤独症受试者兄弟姐妹中患孤独症的人数

来源	受试人数		
	家庭	兄弟姐妹	孤独症患者
《孤独症患者的兄弟姐妹的认知障碍发病率》[28]	41	71	2
《儿童孤独症患者的家族异质性》[29]	29	51	3
《孤独症儿童中妊娠、分娩和新生儿并发症》[30]	154	364	9
《儿童孤独症：21对双生子的基因研究》[31]	21*	36	1
《孤独症儿童兄弟姐妹认知评估》[32]		284	7
《40对患病双生子的孤独症一致性》[33]	40*	80	2
总人数	285	886	24
兄弟姐妹中的总患病率			2.7%

*有成对双生子参与调研的家庭，表格参考《孤独症和遗传学的十年研究》（*Autism and genetics. A decade of research*）。[34]

关于儿童孤独症的双生子研究有三项最为重要，分别是福斯坦和路特1977年的研究[35]、里特沃等人1985年的研究[36]、斯特芬堡等人1989年的研究[37]。表4与表5展示了三项研究中孤独症行为和包含孤独症在内的认知障碍的同病率。所谓同病率，是指在进行研究的特征上表现一致的双生子所占的百分比。

如表中所示，三项研究中单卵双生子（MZ）相比于双卵双生子（DZ）有着较高的同病率。在孤独症行为方面，福斯坦和路特的研究中单卵双生子的同病率最低[38]，而里特沃等人的研究中双卵双生子的同病率最高[39]。这种同病率的差异大概可以用抽样以及诊断定义的不同来解释。[40]

表 4　儿童孤独症同病率

来源	单卵		双卵	
	实际数	百分比（%）	实际数	百分比（%）
《丹麦、芬兰、冰岛、挪威和瑞典的孤独症双生子研究》[41]	10/11	91	0/10	0
《儿童孤独症：21对双生子的基因研究》	4/11	36	0/10	0
《40对患病双生子的孤独症一致性》	22/23	95.7	4/17	23.5
根据单个案例研究汇总自《孤独症和遗传学的十年研究》*	9/11	82	2/9	22

*包含异性双生子。

表5 “认知障碍”同病率（包含孤独症）

来源	单卵		双卵	
	实际数	百分比（%）	实际数	百分比（%）
《丹麦、芬兰、冰岛、挪威和瑞典的孤独症双生子研究》	10/11	91	3/10	30
《儿童孤独症：21对双生子的基因研究》	9/11	82	1/10	10
《40对患病双生子的孤独症一致性》*	1/33	3	7/45	16

*只考虑了非孤独症的兄弟姐妹，没有双生子。

福斯坦和路特的研究结果后来又在勒库特等人的研究[42]中得到了重现。在后者的科研框架内，人们对一整组同性双生子进行了研究，这些双生子至少有一个兄弟姐妹罹患孤独症。勒库特等人发现，孤独症行为的同病率在单卵双生子（14对）身上达到了50%，在双卵双生子（11对）身上则是0%。单卵双生子的认知障碍（包含孤独症症状）同病比例为86%，双卵则是9%。将这一结果与早先福斯坦和路特的研究结合起来，则儿童孤独症单卵双生子的同病率为43%，相关认知（社交）障碍（21对）同病率为87%。双卵双生子（21对）的儿童孤独症同病率为0%，认知（社交）障碍则为10%。

得益于方法的进步，近年来，人们也能够对孤独症进行基因方面的分子生物学研究。此类研究聚焦于儿童孤独症。首先可以确定的是，约有 3% 的孤独症患儿患有脆性 X 综合征，18% 至 38% 脆性 X 综合征患儿也兼患孤独症。脆性 X 综合征是一种伴随着智力低下的障碍症，如今可以借助分子生物学手段对其进行较为可靠的诊断。在美国和欧洲国家，分子遗传学检测已经大致确认了哪些基因位点可能造成儿童孤独症。其中有 15 号染色体长臂和 7 号染色体长臂以及其他不少位点，其致病意义尚不明确。迄今为止的分子遗传学研究表明，儿童孤独症应被视为一种多基因（由多个基因参与的）疾病。人们推测，这种疾病是 8 至 12 个基因共同作用的结果。

总而言之，双生子研究提供了明确的经验依据，证明遗传因素在儿童孤独症的产生中具有一定影响。新的分子遗传学检测已经成功识别出单个染色体上的区域，其中大概率存在着导致儿童孤独症的基因。

脑损伤及脑功能障碍

不同的神经病变和疾病证据，证明了脑损伤及脑功能障碍在孤独障碍形成中的重要影响。由此衍生出关于“孤独症缺陷”的理论，将其当作左半脑功能障碍[43]、注意力障碍相关的脑干异常改变[44]、刺激与信号的感觉处理异常（感官调制）[45]、异常的脑成熟障碍[46]、还有一些关于小脑蚓部发育不良的较为特殊的假设[47]。上述最后一项观察认为，同时成熟的脑部系统间存在某种特定关联，而这些脑部系统被证实与记忆及情感行为有关。此外还有一些猜测，讨论小脑蚓部发育不良与认知和运动功能障碍以何种程度相互关联，以及与负责注意力调节和感官调制的其他脑部结构之间又是否存在联系。

关于这一障碍的**发病时间点**，其他研究者在 54% 的孤独症受试者身上发现了大脑皮层的异常改变，其根源可追溯到母体怀孕 6 个月之前。而非孤独症的受试者则没有一人出现此类异常改变。这一结论以及其他对于孤独症患者的脑病理学观察，不仅从行为，也从脑部分化及其功能上强调了发展的意义。可这个结果同时也表明了脑功能障碍的多样性，以及将其纳入一个综合性理论是多么困难。

总而言之，脑损伤及脑功能障碍在患孤独症的儿童和成人身上扮演着重要角色，这一点毋庸置疑。然而关于障碍的发病时间、位置及严重程度的结论，依然众说纷纭。

生物化学机制异常

最令人迷惑不解和意见不一的是生物化学方面的检验结果。在对不同物质代谢过程的检查中，人们在一系列的激素和神经信使物质（神经递质）中发现了量的改变。[48] 孤独症患儿身上出现了肾上腺素和去甲肾上腺素水平以及多巴胺水平（多巴胺是一种递质，是去甲肾上腺素和肾上腺素的生化前体物质）的异常。此外，主要能观察到的是特定内啡肽（类吗啡物质，在脑垂体中产生）物质的升高，这与疼痛敏感性的降低有关。

对这一结论进行评估则更加困难，因为它迄今还未得到证实。通过神经阻滞剂（有抗精神病、镇静和抑制神经运动作用的精神药物）对儿童孤独症治疗的效果可以断定，多巴胺物质代谢在该疾病中扮演了重要角色。

另有大量迹象表明，在儿童孤独症患者身上，5-羟色胺能系统发生了改变。[49] 多项研究表明，约有 60% 的儿童孤独症患儿身上出现了神经递质 5- 羟色胺血液水平的升高。目前，还不清楚是什么原因导致了这种异常。人们讨论的一方面是这些儿童合成了更多的 5- 羟色胺，另一方面则是在发育过程中他们的 5- 羟色胺水平没有普通儿童身上可以观察到的那种回落。关于其他神经递质系统的检验结果则并不一致。[50]

情感发育障碍

霍布森提出的“情感理论”[51]，一方面是基于肯纳的论文，另一方面则立足于皮亚杰的理论[52]。霍布森依照肯纳的观点认为，孤独症患儿在情感接触中展现出一种先天的障碍。这样一种**与生俱来的情感缺陷**意味着面对他人不同心理状态的身体表现，他们对此的感知能力是受到局限的。

霍布森首先证明了，孤独症患儿之所以无法对他人感同身受，并不是由空间感知能力受限引起的。

为了验证自己的假设，霍布森分别研究了患孤独症的儿童、发育正常的儿童、发育滞后但没有患孤独症的儿童，观察他们将展现出特定情绪（愤怒、幸福、不快、恐惧）的人脸图片或照片，与简短录像镜头中表现出相同情绪的人进行匹配的能力。影片中的人通过手势或者非语言性发声，来表达愤怒之类的情绪。对于没有情感内涵的物体也要进行类似的分类。孤独症患儿和对照组儿童在对非人的物体与相应录像进行分类时，展现出了同样的灵巧。但正如预期中那样，在将人脸根据录像中显示的不同情绪进行分类时，孤独症患儿的表现显然较差。在孤独症患儿组的内部，正确描述感情的能力与儿童的智力成熟度之间存在关联。霍布森据此认为，孤独症患儿难以辨识、加工同一种感情的不同表达形式（手势、发声等），更不能将它们联系起来。这反过来又可能削弱他们理解他人情绪状态的能力。

在后续对同一群儿童的研究中，人们要检验的是孤独症患儿是否有能力辨别哪些**手势**是一种特定感情的表达方式，以及可以配合发出什么样的声音和表情。结论证实了之前的研究，表明孤独症患儿确实能够识别提供给他的刺激材料的含义，但在将一种感情的不同表达形式（表情、手势、发声等）联系到一起时再次出现了困难。

已有的结果总体上并不支持孤独症患儿存在普遍性感知障碍的说法。他们的异常之处更多地存在于**信息加工方式**中。路特也认为孤独症患儿对于感觉刺激的加工并没有根本性的缺失，而是对含有情感和社交内容信号的刺激加工上方式不同。[53]

认知过程及语言发育障碍

巴伦－科恩等人认为上述“情感理论”不能充分解释孤独症患儿的社交缺陷。[54] 他们假定存在特殊的**认知缺陷**，并在各类实验中证明，孤独症患儿很难设想他人能够展现出不同的情绪状态。因此，他们会误解人类行为，将人当作物品对待，并且很容易因为他人的行为方式而无所适从，因为，他们很难对其进行评估[55]。

在巴伦－科恩等人进行的实验里[56]，一场玩偶剧中，玩偶不在场时有一颗弹珠被藏了起来。受试的孤独症患儿中有 80% 无法认识到，不在场的玩偶对被藏起来的弹珠一无所知。也就是说，孤独症患儿无法将自己本身的认识和玩偶的认识区分开。相比于孤独症患儿，作为对照的普通儿童和唐氏综合征儿童则合乎逻辑地认为，玩偶不可能知道弹珠被藏起来的这个变化，并且如果需要的话，玩偶会去原先的地方寻找弹珠。

道森和弗纳尔德也通过一次测试视角转换能力的归类实验[57]，证明了这种将猜测、信念、想法和愿望等心理状态归入他人名下的缺陷。莱斯利和弗里斯同样也证明，孤独症患儿难以理解其他人的意图和愿望。[58] 这一角度研究的是**社会感知**。

从他人角度看世界的能力，在文献中被叫作“心理理论”，亦被称为“心理世界理论”（在弗里斯 1992 年发表的德语版研究概述中也被说成“日常心理学”[59]）。正常发育的儿童，其“心理理论”开始发展的时间是出生后的第一年年末。[60]

在上文提及的实验后续中，巴伦－科恩给孤独症患儿提出的任务是，转换到玩偶的视角里（“玩偶怎么认为？”）。这次检测的是，孤独症患儿是否有能力从一个更为复杂的层级进行视角转换。患儿观看了有三名角色的玩偶剧片段，观看结束后需要回答：“这个角色认为另一个角色知道些什么？”90% 正常发育的儿童和 60% 的唐氏综合征患儿能够正确回答这个问题，而在孤独症患儿中则没有人能够进行这种复杂层级的“心理理论”换位思考。

孤独症患者在“心理理论”范畴之内最显著的异常在于：

· 区分物理过程和心理过程的能力受限；

· 对心理过程的理解力不足；

· 对心理过程进行语言描述有困难；

· 进行虚构游戏的能力受限；

· 对情感和社交情境的理解能力受限；

· 对隐喻意义（例如讽刺、笑话）的理解能力受限；

· 了解他人意图的能力受限；

· 区分事情是偶然发生还是别人有意为之的能力受限。

“心理理论”以及“心理化”的研究有着一系列任务，借助它们才能够确定，孤独症以及其他障碍（例如精神分裂症）是否存在“心理化缺陷”。

而关于智力问题，言语智力因素在“心理理论”的发育中是必要条件，但只有它也是远远不够的。为什么孤独症患儿不能或者很难发展出这样的“理论”，即使在试验结束后也无法得到答案？

总而言之，此处介绍的认知心理学领域的经验性研究表明，孤独症患儿在社交和人际接触中显示的异常情况（例如对他人缺乏反应或者对于周围环境各方面的独特反应）可以归结为社会感知方面的特殊缺陷。发育滞后但非孤独症的儿童和普通儿童则没有表现出此种特性。他们没有表现出典型孤独症特性。类似的异常之处，例如涉及“心理理论”的方面，人们在其他障碍症（精神分裂症）中也有发现，但没有如孤独症中表现得那样极端。“情感”和“认知”理论虽然在上述感知缺陷的研究中有不同的侧重点，但依然是相互兼容的研究手段。

相互作用

应该认为，前文所述的各种影响因素在儿童孤独症的形成中有着相互交织的作用。遗传影响可能导致一个孩子更容易受到外部伤害。情感和认知发育的障碍则会导致孩子在整体发育上落后，并出现更多低龄儿童的典型行为方式。这种与年龄不符的行为方式，反过来又导致孩子的社交环境给予他们不太符合其发育状况的回馈。脑部结构及其功能缺陷会导致孤独症，这一点最近才为人所知，其必然的后果是对周围环境反应的错误处理，这又使得孩子们无法完成符合年龄的发育任务，并令他们的缺陷进一步加重。

孤独障碍的发生模型

基于孤独障碍成因的不同经验性研究，前文所述的各个组成部分虽然都很重要，但目前人们还无法将之紧密联系并整合成为一个封闭的模型。孤独障碍的发生模型图将尝试着或多或少建立起一些联系，大家都知道，如今还没有一个统一的解释方法。

下面的模型首先表明，遗传因素及其与环境因素之间存在着至今无法解释的相互作用，对于孤独障碍的病因和发生有着重要影响。但尚不清楚遗传倾向是通过怎样的途径引发了孤独症的典型症状。上文叙述的其他部分，例如脑功能障碍、生物化学机制异常、认知或情感发育障碍，在其中可能也作为中间环节扮演了一定的角色。它们也许同样是由基因决定的，并且在症状调控中发挥了主要作用，如多巴胺递质系统对刻板行为过程的调控。虽然现在还无法确定单个部分的权重，但模型中所列举的病因组分之间的相互作用，至少能令我们进一步了解儿童孤独症的病因。

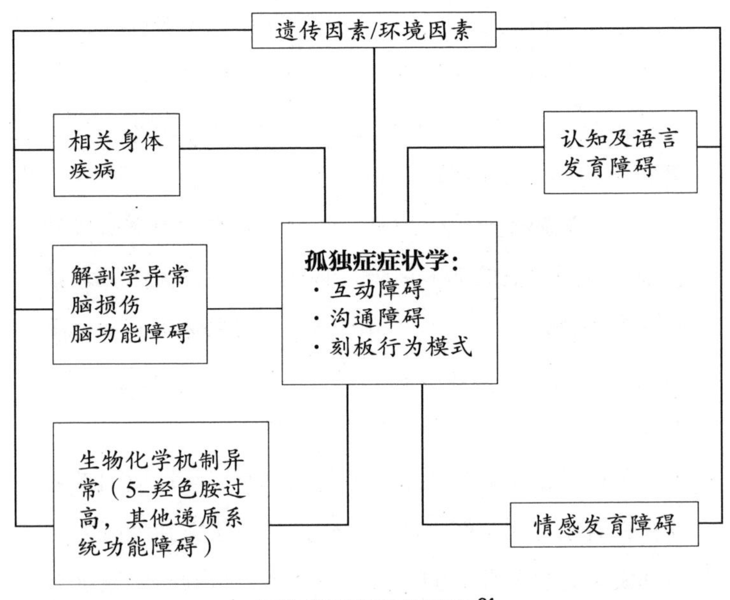

孤独障碍的发生模型 [61]

对治疗的影响

可惜的是，对于一种障碍症病因的认识多数并不能立刻反映到治疗方法中。从对病因的认识到有效的治疗方式之间常常还有一条漫漫长路。但回顾过去的二三十年，对孤独症可能病因的认识有了重要转变，这也对治疗方法产生了影响。其中最重要的几点如下：

1. 令父母和家庭从个人罪责中解脱。父母不是造成子女孤独症行为的罪魁祸首，最近关于遗传影响的认识也并非指向这个方向。近些年的认识更多地表明，儿童孤独症首先是一种与生俱来的神经生物学障碍，然后亲子关系才发挥次要作用。[62]

2. 孤独障碍并不存在统一的病因，迄今为止的所有认识，更多的是倾向认为，多个因素的**共同作用**导致了这种障碍症的产生和发展。这意味着，即使在治疗中也需要匹配一种多维度的方法，同时多学科协作也是必需的。

3. 较强的**结构化治疗措施**配合恰当的治疗目标，显然要优于那些宣扬自由发挥和放任自流的手段。

4. 当下的治疗手段还无法达成认知功能，尤其是让智力显著飞跃，但可以实现社会行为和沟通的改善。彻底消除认知和情感异常是不可能的，短期内也不必对此抱有期待。但这不是认命和悲观的理由，正因如此，人们应该更加实际地看待孤独症患者和他们的缺陷以及能力，并据此安排治疗手段。

最近，“辅助沟通”的方法唤起了更多的期待。这种在澳大利亚开发，并由道格拉斯·比克伦等人在美国推广的方法[63]，首先被比格尔·塞林介绍到德国[64]。直到现在人们还无法对这一方法盖棺论定。它非常有争议性[65]，尤其是许多研究指出，这种方法所需的辅助者在其中起到了决定性的影响[66]。

5. 孤独症患者的康复是一个**相互作用的过程**，既需要他们的配合，也需要周围环境的适宜。这种相互作用的过程，也包括孤独症患者**做自己**和**与他人不同**的权利，因为这是其人格的一部分，也必须在我们的社会中拥有一席之地。

疗法及康复

这一节是对儿童孤独症疗法和康复措施的简单描述。第五章则会对儿童孤独症以及其他所有孤独障碍的治疗方法进行详细阐释。

对儿童孤独症患病儿童及青少年的疗法和康复的研究显示，相比于放任患者自由发展，那些有着更强方法导向性、直接和结构化的治疗手段能够获得更大的成功。[67]这点不难理解，因为，如果人们不能坚持不懈地引导患孤独症的儿童和青少年进行某项特定的任务，那么，他们就有彻底沉溺于刻板习惯、变得越来越不活跃的危险。每项治疗都必须有针对性地从个体的发育特性出发，一人一议，将各个方面都包含在治疗之内，例如语言开发、饮食习惯、自我伤害行为的减少、社会行为、实用生活技能和承受能力的提升。这些有目的性的治疗方法必须归入一个整体性的计划之内，以便在对各个单独领域的推动之外统观全局。

在**儿童期**，父母和周围人员的参与有着举足轻重的作用。因为，父母能够在家继续执行重要的治疗步骤，或者至少是在家庭环境中遵守治疗中运用的原则。

在**青春期**，前者对于住在家里的孤独症青少年也同等重要。对他们来说，重要的治疗目的是消除刻板行为方式，并建构起一种坚持不懈的工作态度。这一点在很大程度上决定了他们后续融入社会和实现独立的可能性。

药物治疗在某些患者身上也不啻于一种辅助手段，例如突出的运动机能亢奋（多动）行为（可用兴奋剂），攻击性行为倾向和冲动暴发（可用神经阻滞剂），以及其他手段无法抑制的严重自我伤害行为。在某些病例身上，含锂药物可以取得很好的效果。

美国儿童精神病学家韦尔奇[68]提出并由廷贝尔根夫妇[69]推进的强制拥抱疗法已经被宣传了很长时间，但它究竟有多大的效果，至今仍无定论。拥抱疗法是通过紧抓儿童强制进行接触，同时以安慰行为来消减其恐惧。患儿将被紧紧抱住，直到其放弃反抗并放松下来。这种方法与满灌疗法①相近，后者被用于恐惧症的行为疗法中。个案研究以及其他的研究表明，这种方法在某些病例身上能够取得成功。

最近，许多孤独症患儿的父母寄希望于“辅助沟通”法，人们鼓励患孤独症的儿童和青少年，在写字的那只手得到辅助的情况下，用字母板或者电脑进行书面沟通。虽然有个别值得留意的成功报告，但这种方法至今无法被证明是具有科学性的（更详细的阐述可参见第五章）。

另外，还有学校课程、职业和工作疗法。就学校教育而言，已经探索出的治疗方式多种多样：小组课程、特殊班级和特殊教育学校，还有融合式幼儿园和学校——一同在这里上学的还有健康的孩子。对于学校

① 亦称冲击疗法，指将患者暴露于诱发焦虑和恐惧的情境中以达到治疗的目的。与系统化脱敏的循序渐进不同，患者一开始便将直面最令其恐惧的环境（一般是真实的生活情境）。——译注

教育的支持方式存在着不同的意见。现在大力宣传的融合式教育一方面受制于患孤独症的儿童和青少年的行为，另一方面对于其他儿童来说也常常缺乏促进作用。而当群体差异性过大时，对后者的促进作用尤其无法得到保证。具备最高发育水平的孤独症青少年（即高功能孤独症）在某些情况下可以被介绍到那些能够非常理解他们的企业中，但他们一直需要得到特殊照顾，因为他们在适应社会和应对新的、突发的事件时，几乎总是存在困难。功能水平中等或较低的孤独症青少年则只能在周围的辅助下从事工作，例如在为残障人士开设的工厂中。

病程及预后

最重要的预后指标是 5 到 6 岁时的智力和语言发育水平。如果儿童在这个时间点已经发展出相对良好的语言能力以及智力（智商高于 80），那么，人们可以期待相对有利的预后状况。关于病程的评价，需要知道的是，孤独症患儿的症状和行为异常是随着发育过程不断改变着的。这一点已经明确。关于长期病程，现存的纵向研究结果如下[70]：1% 至 2% 在成年时期几乎毫无异常，

5% 至 15% 处于精神病态的边缘，16% 至 25% 依然精神异常但可以较好地进行引导。60% 至 75% 的患者长期病程可以视为不利或者非常不利，也就是说这些人一直需要他人帮助。孤独症青少年中约有一半将长久住在相关机构中。这一比例随着病人年龄的增加而增加。显然这也与父母自己年事渐高，难以将已然成年的孤独症儿女留在家中照顾有关系。即使是那些因为其智力和语言条件，被归入最高功能水平人群的孤独症患儿，他们中的很多人也在后续研究中显现出各种行为异常性，如刻板运动、焦虑状态、显著的接触障碍、语言匮乏和语言异常。儿童孤独症是否会过渡到精神分裂症的问题在文献中被反复讨论。但肯纳已经认为，应该将儿童孤独症与精神分裂症区分开。大部分严谨的、参照诊断标准进行的随访研究都能证明这一点。儿童孤独症会过渡为一种精神分裂类的病症是无凭无据的。

第三章
阿斯伯格综合征（孤独性人格障碍）

这种障碍是一种孤独性综合征，确诊一般晚于儿童孤独症（肯纳综合征）。在独立于莱奥·肯纳研究的情况下，汉斯·阿斯伯格于1944年首次描述了这种病症。从定义上来说（阿斯伯格将其命名为孤独性精神病态），人们应该将其归入人格障碍之列。现行的精神疾病分类表（ICD-10和DSM-IV）将这种障碍症和儿童孤独症一起列入了“广泛性发育障碍”。

典型特征（症状学）

阿斯伯格综合征的典型症状已按照ICD-10和

DSM-IV 诊断标准的形式列在表 6 中。从表中可以明显看出，两套诊断系统非常接近。根据这两套标准，阿斯伯格综合征的核心特征为：

1．社会互动的性质异常

也就是患病儿童和青少年不仅非语言行为（手势、表情、手语、目光接触）异常，同时，也没有能力与同龄人或年纪较大的人建立较为放松的关系。他们缺乏情感共鸣，因此，无法共情别人的快乐、生气或愤怒。

2．异常强烈和特殊的兴趣以及刻板行为模式

例如偏执热衷于极为局限的知识领域，这通常不是普遍的兴趣，如金属熔点、恐龙、教堂塔楼、啤酒品种或者洗衣机。此外，不同寻常的不只是兴趣，患者投入其中的程度也不同寻常。他们除了这些兴趣之外不谈任何别的话题，这一点尤其让身边的人深受折磨。

3．与肯纳综合征相反，阿斯伯格综合征患者没有语言发育迟缓或认知发育障碍

患有阿斯伯格综合征的儿童反而学得又早又快，有时能够进行相当不同寻常的语言表达，智力也处于正常范围之内。无论如何，他们的智力平均水平明显优于患有肯纳综合征的儿童或青少年。

表6　ICD-10和DSM-IV阿斯伯格综合征诊断方针与标准（精简版）

ICD-10	DSM-IV
1. 没有语言发育或者认知发育的迟缓，当在2岁或者更早说出单个单词时，才能对其进行确诊	1. 多个（至少两个）领域的社会互动性质异常（例如非语言行为、与同龄人的关系、情感共鸣）
2. 交互性社交活动的性质异常（符合儿童孤独症的标准）	2. 局限性的重复和刻板行为模式（例如在兴趣、习惯或运动中）
3. 不同寻常且非常突出的局限兴趣（深刻的特殊兴趣）以及刻板行为模式	3. 在社会和职业功能领域有临床意义上的严重异常症状
4. 此障碍症不能被归入其他广泛性发育障碍	4. 在语言和认知发育中没有临床意义上的严重滞后
	5. 此障碍症不符合其他广泛性发育障碍的标准

与肯纳综合征患者相比，患有阿斯伯格综合征的儿童和青少年没有出现程度很严重的关系障碍：他们中不少人有好到接近平均水平的智力。他们比肯纳综合征患儿显出异常的时间更晚，尤其在其社会融入能力受到特殊要求时，也就是进入幼儿园或者最迟到进入校园时，

异常才会显现出来。另外，障碍的严重程度差异很大。

语言发育较早完成，孩子们通常在能自由行走前就开始说话，并且语言丰富多彩。词汇量巨大，还包含部分原创的自造词汇。他们的语言在沟通功能上的障碍和肯纳综合征患儿不是一个方向。他们只说自己想说的，毫不迁就听众（自说自话），且常常演变成自言自语。他们在语言方面没有儿童孤独症那种典型的特异之处，例如模仿言语、代词颠倒、语言发育迟缓。相反，他们常被发现说话声音有异。他们思维独特，有很好的逻辑和抽象思维能力。另一方面，不切实际、狭窄局限的特殊兴趣也令他们在社会语境中显得奇怪。有时在特定知识领域，他们所具备的是辞典式的知识，不能进行运用，更多的是一种纯粹的知识存储。虽然他们智力较高，但常常是差劲的学生，因为他们也有类似儿童孤独症患者的严重注意力障碍，他们的注意力不是受到外部而是受到内部的影响，也就是说，他们自行其是。

他们**运动技能笨拙**，这点也同样很明显。人们常在他们身上观察到所谓的发展协调障碍，其标志是将一个行动计划转化为具体行动时很不充分。患有阿斯伯格综合征的儿童只能有限度地适应周围的人和社会情境，在实施自己的愿望时常常毫无顾忌。他们常常因为别人的愤怒而感到开心，并且毫无个人距离感和幽默感。他们在情绪性上性质异常，性情不和谐，经常有意料之外的抗拒，但绝对有能力进行较深的情绪感知。因为行为的怪异让他们在学校里容易沦为笑柄，对此他们又做出非常不合时宜的反应，有时会出现过激的攻击性行为。这些行为常令他们显得不适合校园生活，有时甚至会被开除。他们显然期待进行社会接触，却又不知该如何做到。

患病率（流行病学）

与儿童孤独症不同，关于阿斯伯格综合征只有很少的流行病学研究（流行病学，即对于疾病的患病率、分布以及病因和风险因素的学说）。对于每种障碍症患病率的报告显然取决于它的定义。不同研究者的定义各有不同，因此，不同研究中的数据报告也并不一致。唯一一次居民普查性质的研究是埃勒斯和吉尔伯格在瑞典哥德堡进行的。[1] 他们发现 7 至 16 岁人群的患病率是每千人中 7.1 名。与儿童孤独症数据对比显示，阿斯伯格综合征的患病率要更高。但是只有在对此综合征的定义十分宽泛的前提下，这种情况才可能成立。于是又出现了一个问题，到底应该从尺度还是范畴的角度看待这种障碍症，因为阿斯伯格综合征毫无疑问存在各种差异不大的形式，这种病例甚至不具有临床意义。

诊　断

诊断是依据病史、检查和行为观察做出的。后者应尽可能延伸到不同的情境中。做一次包含神经心理学方面的详细心理学检查不仅有助于诊断，而且对安排治疗手段也同样有益。大约从 8 到 10 岁开始，智力障碍较轻或没有智力缺陷的儿童孤独症患者，在行为上可能与阿斯伯格综合征非常相近，以至于几乎无法将两种障碍症区别开。这样只能通过病史和障碍症的发展进行最终判断。

与其他障碍症的区别

有许多障碍症与阿斯伯格综合征既相似又有差异，因此鉴别诊断非常困难。

高功能孤独症（具有较高功能水平的孤独症）

如前文所述，将高功能孤独症患儿与阿斯伯格综合征区分开是很困难的。高功能孤独症包括了那些具备良好智力，但同时也显现出肯纳综合征典型特征的孩子。

一方面，如果吉尔伯格的设想正确[2]，有些病例在一个时间点应该被诊断为孤独症，在另一个时间点又应该是阿斯伯格综合征，那么准确进行鉴别诊断是不可能的。另一方面，其他研究小组[3]认为，可以通过比较年龄、智商相近的两组人的神经心理学特征，将两种综合征区别开。克林等人认为，根据 ICD-10 的研究标准，两种综合征在 11 个神经心理学领域存在显著不同。这 11 个领域一直延伸到非语言学习障碍。其中 6 个对于阿斯伯格综合征的诊断来说是良好的预报器（预测因子），即精细运动技能缺陷、视觉运动整合、视觉空间感知、非语言概念塑造、粗大动作技能和视觉记忆。5 个则能够作为从高功能孤独症中排除阿斯伯格综合征的良好预报器，即发音障碍、言语表达、听觉感知、词汇量和言语记忆。

此结果与其他研究者的观点相悖[4]，他们均无法证明阿斯伯格综合征和高功能孤独症之间存在明确的差异。

分裂样人格障碍

ICD-10 诊断方针将特异性人格障碍（F60）的其中一种定义为“一种个性体质和行为上的严重障碍，涉及人格的多个方面。多数伴随人格和社交缺陷。人格障碍的征兆通常在儿童期或者青春期第一次出现，并在成年期彻底显现。因此，在 16 或 17 岁前诊断人格障碍可能不太合适”（ICD-10，第 2 版）。这表明对此年龄组做出诊断一般会受到限制。此外，一方面，分裂样人格障碍（F61.1）的诊断需要排除阿斯伯格综合征；另一方面，阿斯伯格综合征（F84.5）却包含了一种儿童期分裂样障碍。沃尔夫等人[5]根据克雷奇默的类精神分裂体质概念[6],将后者描述为一种人格障碍类型。沃尔夫的研究中，对这些孩子的复查显示,约有 75% 的病例依然存在症状，约 5% 的分裂样（阿斯伯格综合征）患儿后来发展为精神分裂症。这一比率比预期高了 12 倍。此外众所周知的是，精神分裂症患者在发展为精神分裂症之前，存在一种分裂型或分裂样人格障碍的比例远高于平均水平。[7]

我们将这一结果与孤独症患儿的长期随访相比较，如果他们在长期病程中并没有显示出转变为精神分裂症的迹象，那么，这可能正是两种障碍症的重大区别所在。值得注意的是，只有很少的其他研究尝试探明阿斯伯格综合征和儿童期分裂样人格障碍的特征[8]，所以这个问题至今仍悬而未决。迄今为止，阿斯伯格综合征和儿童期分裂样人格障碍在多大程度上算作同一种障碍症，依然不甚明确。

强迫性障碍

某些阿斯伯格综合征患者也满足强迫症或强迫性人格障碍的标准。多数强迫性障碍病例可以进行可靠的鉴别诊断，但强迫性人格障碍的情况则并非如此。患有强迫性障碍和阿斯伯格综合征以及儿童期分裂样人格障碍的患者之间可能存在体质上的联系，并展现出某些共性，例如身体质量指数（BMI）低于同龄段正常人群的百分比[9]。身体质量指数指以千克计量的体重除以用米计量的身高平方数，是体重研究中的一个衡量标准。

抽动 – 秽语综合征

阿斯伯格综合征在某些病例中伴随抽动 – 秽语综合征。法国精神病学家吉勒 · 德 · 拉 · 图雷特描述的这种障碍症，总是从儿童期开始，合并出现动作性和发声性抽动，且有一个慢性病程。埃勒斯和吉尔伯格在一项关于阿斯伯格综合征的流行病学研究中发现，五名患阿斯伯格综合征的学龄儿童①中有一人患抽动－秽语综合征，五名孩子中还有另外三个患有抽动症。[10]

这项检验结果导致了一个问题，即抽动－秽语综合征是否可以被认为是阿斯伯格综合征的共患（同时出现的）障碍，或者两种障碍症是否有相同的致病（病因学）潜在因素。在儿童孤独症患者身上抽动症和抽动－秽语综合征均有发现。但关于伴随阿斯伯格综合征和儿童孤独症出现的抽动症谱系，人们依然知之甚少。

非语言性学习障碍

非语言性学习障碍的概念[11]囊括了限制儿童学习能力和人格发育的各种神经心理学障碍（例如触觉相关的精神运动协调、非语言性问题解决能力、视觉空间感知的缺陷等）。克林和沃尔克马认为，这些缺陷也包括不灵活的语言运用，以及在社会感知、社会评估和社会互动上的显著缺陷[12]，它们最终会导致社会性的退缩、情感障碍的形成，甚至自杀[13]。克林和沃尔克马指出，这些非语言性学习障碍的特性可以被理解为阿斯伯格综合

① 学龄儿童的德语为 Schulkind，在德语中一般指 6 至 15 岁的儿童和青少年，在某些语境下所指范围可扩展到 18 岁。——译注

征，而不是孤独症的一种神经认知模型。现在人们还不清楚，阿斯伯格综合征和非语言性学习障碍是否以及在多大程度上相互重合。

精神分裂症

精神分裂症因其不同的症状、病史以及病程，与阿斯伯格综合征相互区别。在症状学上，阿斯伯格综合征不会出现创造性症状，如妄想和幻觉。阿斯伯格综合征的既往病历中，病人早期的语言发育开端异常且区别非常明显，这些在精神分裂症患者身上是找不到的。一开始就能观察到的运动笨拙也是精神分裂症的病人所没有的。此外，精神分裂症要么相对剧烈地发病，要么是进行性（不断恶化）地缓慢发展，可发现退缩、缺乏主动性、非典型的创造性症状（妄想和幻觉）或消极症状（情感平淡、动力缺乏、淡漠、语言匮乏和思考障碍）。[14] 这些在阿斯伯格综合征中观察不到，除非是极少数向精神分裂症过渡的病例。这样的过渡在儿童孤独症中没有发现。

其他障碍

吉尔伯格指出，在阿斯伯格综合征诊断中还必须考虑其他障碍的鉴别诊断。[15] 多项流行病学研究的结果表明，许多精神障碍与阿斯伯格综合征有着相当高的关联性。例如吉尔伯格等人在 1994 年对神经性厌食症（Anorexia nervosa）的流行病学研究显示，有 51 人处于成年早期的病症中，其中 6 人患有阿斯伯格综合征。[16] 吉尔伯格 1995 年的一项对有注意力、运动机能、感知等障碍儿童的研究中，14 名患儿有 3 人满足阿斯伯格综合征的所有标准。[17] 吉尔伯格另一项对阿斯伯格综合征儿童的研究也得出了类似的结果：5 名阿斯伯格综合征的学龄儿童中，有 1 人也罹患抽动 – 秽语综合征。[18]

吉尔伯格从这些研究结果出发，认为此类障碍症可能存在某一共同的脑功能障碍，或者至少有一项脑功能的功能性变异，形成了核心症状，令这些障碍在一定程度上彼此重叠，但在多数病例上又相互区别。吉尔伯格将这些障碍中的一部分归入“移情障碍”，包括阿斯伯格综合征、孤独症、某些抽动 – 秽语综合征病例、强迫性障碍、人格障碍和神经性厌食症。“移情障碍”概念涵盖了一组临床症状，它们严重损害了患者在现实生活中的交互性社会互动。[19] 后续经验性研究将论证这个概念的可行性与可信度。

病　因

关于阿斯伯格综合征的成因，人们讨论了以下影响因素：遗传因素、脑损伤和脑功能障碍，以及神经心理缺陷。最近还发现，患有阿斯伯格综合征的青少年相比于同龄人体重较轻。这与阿斯伯格综合征病因有何种程度的关联，目前还不清楚。接下来本节将对这些观点进行讨论。

遗传因素

阿斯伯格在1994年发现，他研究的200名具有“孤独性精神病态”的儿童，他们所有人的父母，至少一方具有相似的人格特征。此外他还认为，孩子的父亲常常智商很高。沃尔夫在对有精神分裂样症状以及阿斯伯格综合征的儿童进行抽样分析时[20]，得出了如下结果：32名受到检查的男孩中，有12人的母亲以及7人的父亲确认存在精神分裂样特征；相比之下，作为对照组的32名男孩，只有1人的母亲如此，没有哪个人的父亲是这样的。抽样的33名女孩中，在1人的母亲以及4人的父亲身上发现了明确的精神分裂样特征，对照组则有两名母亲和两名父亲如此。虽然只是临床症状方面的研究结果，但其与阿斯伯格和其他科学家的研究结果不谋而合。

其他人则指出[21]，患有阿斯伯格综合征或高功能孤独症的儿童，他们的近亲属中也常常有人患双相或单相情感障碍①。他们得出结论，认为高功能孤独症以及阿斯伯格综合征在某些病例身上可能是情感障碍最初的征兆。这一结论至今为止还无法证实。普遍的观点认为，遗传因素受到脑损伤以及其他环境因素改变，导致了阿斯伯格综合征[22]，这一点阿斯伯格也曾提及。

为了验证遗传病因的假设，需要进行大量的家族研究。根据较新的研究结果，孤独症与染色体上的特定区域存在关联，这很可能对理解阿斯伯格综合征具有重要意义。

在芬兰的一项关于阿斯伯格综合征的遗传学研究中，在 1、3 和 13 号染色体上发现了所谓的易感基因位点，它们与之前提过的儿童孤独症以及精神分裂症的基因位点重合。[23]从这一结果可以想见，阿斯伯格综合征的发病机制中，既有精神分裂症谱系，也有孤独症谱系的遗传要素在起作用。

---

① 单相情感障碍指只有抑郁或躁狂发作的情感障碍，双相则是躁狂和抑郁交替出现，有些也称为循环性精神病。——译注

脑损伤及脑功能障碍

许多研究报告称，阿斯伯格综合征患儿出生前及伴随分娩（产前及围产期）并发症的比例在 43% 至 67% 之间。由此产生了一个问题，即阿斯伯格综合征是否可以理解成一种伴随着分娩的压力，或者胎儿体质因素导致的后果。总体看来，阿斯伯格综合征患儿中，产前及围产期并发症后的脑功能障碍发病率，要比高功能孤独症患儿低。

这些研究存在的问题在于，它们都是基于临床抽样，就这点来说无法得出流行病学论断，因为样本是经过高度筛选的。另外，还有一些脑功能障碍也被提及，但它们在何种程度上是阿斯伯格综合征和高功能孤独症，或者儿童孤独症以及孤独障碍所特有的，也是一个问题。这些研究结果也涉及了海马体（又名“海马角”，一个特定的大脑部位）组织异常，与功能角度有关的结构以及外侧及前额叶皮层的神经生理学异常。[24] 从这些以及其他的一些缺陷（包括神经心理学缺陷）可以得出，阿斯伯格综合征和其他孤独症都是由一种神经元网络发育障碍所导致的后果，它们最终引起了复杂信息加工的障碍。这种发育不良可能是由遗传因素、脑损伤和（或）

环境影响共同决定的。通过现代影像技术对阿斯伯格综合征患者进行检查没有得出统一的结果。至今从这些研究中也无法得出一个明确的结论。

对患有阿斯伯格综合征的年轻男性进行的正电子发射断层扫描研究（PET-Studie）得出了一个有趣的发现。受试者被要求解题，相比于对照组大脑左侧额叶出现局部的血液循环加剧，患有阿斯伯格综合征的受试者则在额叶部位完全不同的区域出现了血液循环的增加。[25] 这一结果表明，阿斯伯格综合征患者可能存在额叶（前额区）功能障碍。

神经心理缺陷

正如前文所述，一些研究者鉴别出了六种神经心理方面的缺陷，可以作为阿斯伯格综合征的良好预报器（预测因子）。另外五种缺陷无法与这种综合征产生联系，却在高功能孤独症患者身上表现得更为明显。所有这些缺陷都属于非语言性学习障碍范畴，包括精细运动技能、视觉运动整合、视觉空间感知、非语言概念塑造、粗大动作技能和视觉记忆。在智商方面，则有若干研究一致认同，阿斯伯格综合征患者的智商普遍高于高功能孤独症患者。关于说话及语言障碍的结论则不明确，虽然看上去高功能孤独症要比阿斯伯格综合征出现说话及语言障碍的频率更高。

另一个有趣的设想是“心理理论”。这一概念描述的是将心理状态（情感和思想）分派给他人和自己的能力。多项研究显示，患有孤独障碍和高功能孤独症的儿童在此种功能上存在缺陷。阿斯伯格综合征患儿也同样如此。[26]似乎阿斯伯格综合征患者随着年龄的增长，解决此类问题的能力也在改善[27]，但在应对日常生活中的挑战时则不一定如此[28]。还有许多其他研究结果从视觉感知、面部表情感知和面孔识别[29]以及与额叶功能障碍有关的执行功能障碍（目标导向型的问题解决策略）角度[30]，对阿斯伯格综合征和高功能孤独症进行探索。吉尔伯格认为，有四种不同的认知模式可以描述高功能孤独症和阿斯伯格综合征脑功能和行为之间的联系：“心智化”（将感情及其他情感状态分派给别人的能力），中枢性统合（将细节整合理解的能力），执行功能障碍以及调用存储知识能力的缺陷。这些功能领域的缺陷可能存在重合，并随着发育过程出现不同的改变。根据研究的结论，这些障碍会导致一种基础性的缺陷，如此便能够解释许多（即使不是全部）阿斯伯格综合征和高功能孤独症的症状。但按照这种认知模式还不能对两种综合征进行鉴别和区分。

体重调节反常以及与之相关的心理异常

许多临床医师认为患有阿斯伯格综合征和分裂样人格障碍的儿童和青少年体重偏低。通过将一些拟人化变量与特定精神障碍相互关联，这一假设得到了验证。[31] 连续接诊的30名患有两种障碍症中任何一种的男性，其体重与BMI的百分位数有关，他们的BMI平均百分位数为31.6（±27.6），和预期值50有显著差异（p<0.001）。10名受试者BMI在其年龄段中处于最低的10%。①比较研究发现，（1）分裂样人格障碍及阿斯伯格综合征患者的BMI下降程度相似，（2）前两者的身体质量指数比饮食行为异常的患者下降更多。因此两种疾病——阿斯伯格综合征和分裂样人格障碍——在儿童及青少年时期可能会伴随着体重过低风险的升高。这种联系的内在机制尚不明确。精神病态可能影响能量的吸收和（或）消耗。可能的作用机制包括食欲下降、饥饿感减退、对食物缺乏兴趣，或者能量消耗时的压力水

① 德国对儿童及青少年体重进行分析时，一般认为同一年龄人群中BMI最低的10%为体重过轻，BMI最高的10%为体重过重。——译注

平升高。

治　疗

现今还没有卓有成效的治疗手段可以从病因上治疗这种障碍症。因此，相关治疗总是以辅助和有针对性的方式进行。如果患者使用药物，那么剂量需符合儿童孤独症的治疗规定，可参照年龄、发育状况和每个病例的实际情况来确定。下页表 7 总结了对阿斯伯格综合征及高功能孤独症患者进行治疗的基本原则。显然有不同的操作方法来实现表格中所列举的每一条目。为每名患者挑选的治疗方式必须整合成一个全面的治疗体系，并适应每个患者及其家庭的需求。有些病例免不了入住一家医疗机构（例如精神病院、有人看护的同住组团等）。

对表 7 所列举内容进行的研究并不多，其概览可参考吉尔伯格、克林和沃尔克马、麦西博夫等人的研究论文。[32]

但有些原则是卓有成效且适用于大部分病人的。例如关于儿童孤独症，结构性处理方法要比“放任自流”更有效果。类似孤独症及相关沟通障碍儿童的矫治与教育项目（TEACCH-Programm）之类的教育措施[33]可用

表 7　阿斯伯格综合征和高功能孤独症的治疗干预

1．个性化治疗

- 激发对自己人生观的学习
- 建立一段关系以及对信任的感知
- 激发对自己思维过程的分析和组织
- 推敲事件之间的关联
- 练习克服日常问题

2．练习在群体情境下的社会技能

- 促进对社交互动的兴趣
- 促进对社会规则的理解
- 传授社会经验

3．职业训练及工作

- 利用特殊兴趣进行职业培训
- 提供适合其特殊技能的就业机会
- 避免需要深入社会接触的工作

4．用药

- 根据症状以及行为异常有针对性地使用药物
- 药物始终只能作为整体治疗计划中的一个部分

表格改自麦西博夫论文。[34]

于无数患者，并且似乎是有帮助、有效果的。有的治疗干预措施从一开始便考虑病人特殊的能力，并将这些能力及其发展的可能性导向一个宽广的活动空间，这也是可取的。[35] 许多研究者认为，让健全的同龄人加入学习过程，以使患者了解社会行为方式，也是有所助益的。[36] 还有人尝试教导患有高功能孤独症的青少年“心理理论”。虽然对患者的检查显示，这些干预是有效的，但对父母和教师的问询表明，患者的社会能力并未出现什么改变。[37] 这一结果也证实了几项治疗实验的结论，即从实验性场景中学会的东西并不能转化到日常生活中去。

关于阿斯伯格综合征和高功能孤独症的药物治疗只有很少的研究。与之成鲜明对比的是，超过 3/4 的孤独症儿童及青少年在服用兴奋剂，超过 1/3 的服用其他药物，包括神经阻滞剂和抗抑郁药物。[38] 关于氯米帕明在强迫症状和仪式化行为治疗中的积极作用也有报告。[39] 此外还有证据显示，兴奋剂对严重的注意力障碍有效。[40] 总的来说，路特 [41] 和吉尔伯格 [42] 的治疗方针是值得推荐的。

病　程

目前还没有基于此综合征标准化定义的系统性病程研究。现在仅有的少数研究立足于不同的定义以及相关的严重程度。坦塔姆 [43] 以洛娜·温的标准 [44] 为基础，将患有阿斯伯格综合征和其他障碍症、程度严重的患者囊括其中。因此，结果看上去不是很有希望，60 名较早寻求精神病学帮助的成年人存在“终生性的与众不同及社会孤立”。他们之中有46人确诊孤独症或者一种“类似阿斯伯格综合征、与孤独症相近的障碍症”，6人满足ICD-9中分裂样人格障碍的标准，余下的8人则显现出其他不同人格障碍的特征。男女性别达到6：1，多数患者有着正常的智力。所有人都存在持续性的严重社交异常，几乎一半展现出反社会行为。这群人有超过一半住在医疗机构中，60人中只有2人单独居住。48%的患者曾诊断出第二种精神疾病，11.7%有一种精神疾病。这项研究结果与另一项病程研究的结果相近，后者对障碍相对轻的孤独症患儿进行了研究。[45]

相对较好的预后评估来自沃尔夫[46]，她研究了32名分裂样障碍儿童，并在其成年后进行随访（检查时的平均年龄为27岁）。这一研究基于对分裂样障碍儿童进行抽样，研究对象也包括阿斯伯格综合征及那些被诊断为“多重复杂发育障碍”患者的儿童。[47]

沃尔夫的研究结果显示，多数病例的诊断是稳定的，病程远比坦塔姆的回顾性研究所得出的结论要好。32名患有分裂样障碍的年轻男性中，14人在回访时全职就业，而对照组的32人中则有16人。2名分裂样障碍的年轻成人发展为精神分裂症，这个比例当然要远高于普通人群。没有发现分裂样人格障碍 / 阿斯伯格综合征实验组出现酗酒、吸毒以及犯罪风险的增高。女孩患精神类并发症要比男孩更常见，尤其是社会行为障碍。患有发育障碍的女孩与男孩比例相近，但高于因诊断出其他疾病而接受治疗的女孩。这一组包括 33 名精神分裂样障碍的女孩。其中 25 人接受了回访，6 人拒绝参与检查。

沃尔夫的研究结果更符合阿斯伯格的预期，即远期预后相对较好。这一估计是基于阿斯伯格综合征患儿家庭成员的类似特征而做出的。阿斯伯格认为，这些患儿预后状况优于患有肯纳综合征的孩子。不得不提的是，至今已知的病程研究都是在临床抽样中实施的。这一事实非常重要，因为在一次对学龄人口的抽样检查中发现，约有一半患有阿斯伯格综合征的受试者即便出现了相应症状，也没有寻求医生或者心理学家的帮助。[48] 因此可以认为，许多患有阿斯伯格综合征的儿童和青少年虽然一直未曾就诊，显然也能够在没有医疗和心理救助的情况下生活。在这方面我同意克林和沃尔克马的观点[49]，病程差异是区分阿斯伯格综合征和肯纳综合征症状最重要的基础。

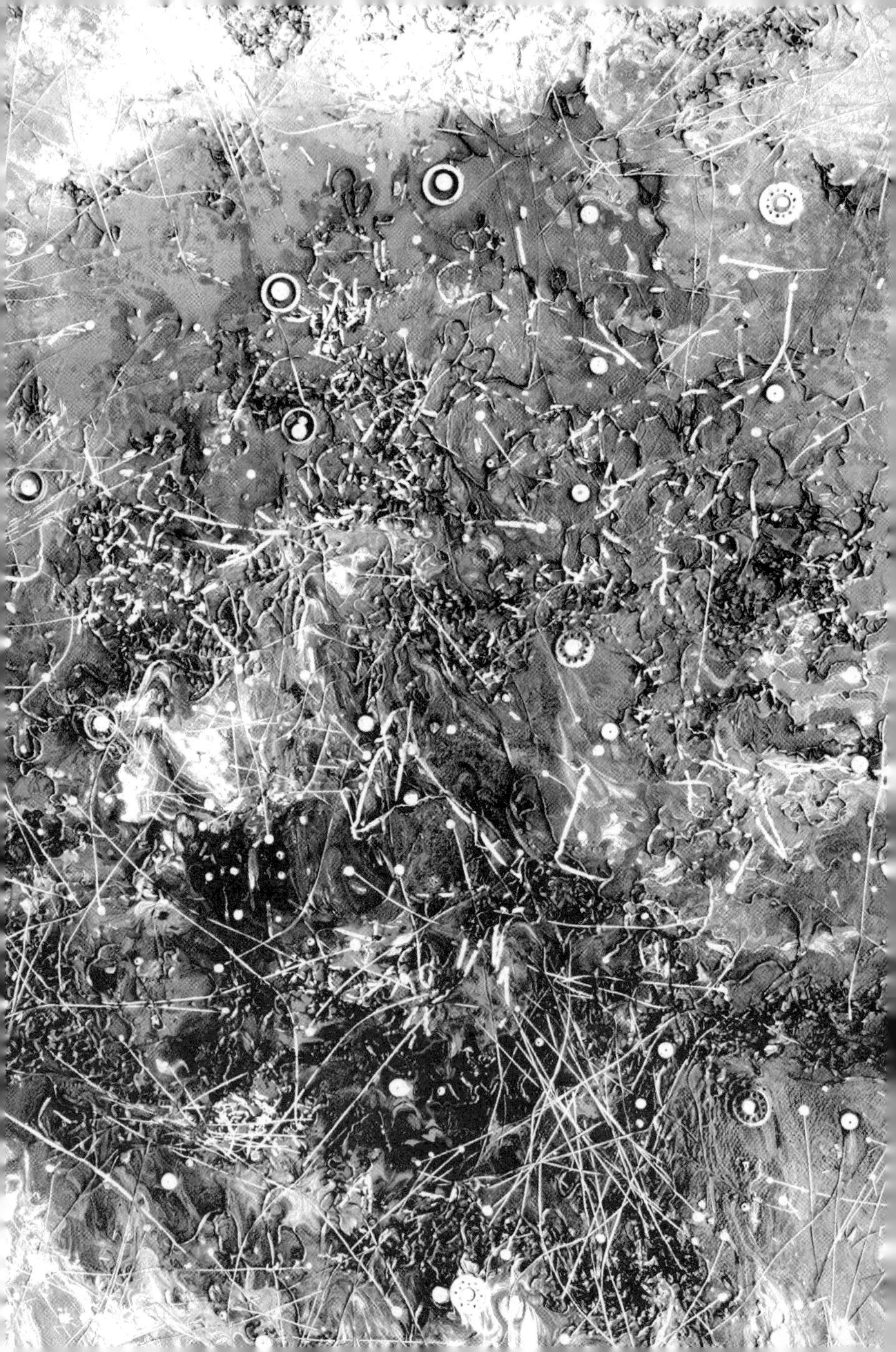

第四章
其他广泛性发育障碍

非典型孤独症

如果一种广泛性发育障碍与儿童孤独症存在区别，即在 3 岁后出现征兆，或者这种障碍症并不完全符合儿童孤独症在 3 个方面的诊断标准，那么，人们便称其为非典型孤独症。

患有这种障碍症的儿童，要么在 3 岁之后才符合儿童孤独症的诊断标准（即儿童孤独症的所有临床表现，只是出现得较晚）；要么虽然具有儿童孤独症的典型异常，但没有涵盖确诊所要求的 3 个方面（即社会互动受限、沟通障碍以及重复的行为）。

有鉴于此，ICD-10 对非典型孤独症的两种变体进行了区分：

1．**发病年龄不典型的孤独症**

这种变体在内容上满足儿童孤独症的所有标准，但障碍直到 3 岁之后才显现出来。

2．**症状不典型的孤独症**

此变体中，异常现象虽然在 3 岁之前开始显现，但并不符合儿童孤独症的所有症状。这一点尤其适用于显著的精神发育迟滞儿童，他们常患有局限性的语言发育障碍，主要是在语言理解方面。人们常称此类障碍症儿童所患的是一种具有孤独性特征的精神发育迟滞。

这种区分在实践中具有重要意义。因为总有父母带孩子去看精神病科或者心理医生，并询问孩子所患的是孤独障碍还是精神发育迟滞。具有此类精神发育迟滞的病例，绝大多数也合并了儿童孤独症的完整症状，但临床表征中精神发育迟滞并不占据主导地位。在非典型孤独症中情况则是相反的：精神发育迟滞伴随着孤独症的特征。即使孩子本身显现出精神发育迟滞，相较于一张写着“智力障碍”的诊断书，多数父母还是比较容易接受他们的孩子被认为患有孤独症。

文献中找不到对于非典型孤独症患病率的报告。

在病因和治疗方面，所有对于儿童孤独症的描述在这里都适用。像儿童孤独症一样，病程和预后取决于这些因素：精神发育迟滞的程度，是否有语言发育，以及他们的语言是否能够发挥出近似沟通的作用。

孤独症谱系障碍典型特征比较

表8总结了不同孤独症谱系障碍的共性及差异。孤独症谱系障碍包含多种症状、广谱的临床征兆以及巨大的程度差异，被视为中枢神经系统发育障碍，与影响社会行为的基础脑功能损害有关。

表8　广泛性发育障碍特征比较

	孤独症	非典型孤独症	阿斯伯格综合征
最早症状出现年龄	<3岁	>3岁	>3岁
性别比（男/女）	3∶1	3∶1	8∶1
症状学	·社会互动的性质异常 ·沟通的性质异常 ·重复/刻板行为方式 ·语言发育迟缓 ·没有象征性的游戏	无完备症状特点	·社会互动异常 ·刻板行为方式及兴趣 ·无语言发育迟缓 ·无认知异常

续表

	孤独症	非典型孤独症	阿斯伯格综合征
认知功能	多数有缺陷，但稳定	多数有智力障碍	无缺陷，但有其独特性
癫痫发作	25%直到青春期	→	Ø
病因	主要由基因决定	→	→
病程	持续，稳定，没有精神疾病发作	→	少见精神疾病发作

雷特综合征

我们在这里描述这种障碍症，是因为必须将其与孤独症进行区分。孤独症预后较为有利，而雷特综合征实际上会导致智力丧失（痴呆）。

典型特征（症状学）

奥地利儿童医生和儿童心理学家安德烈亚斯·雷特[1]描述的这种障碍症基本只见于女孩，征兆出现在 7 至 24 月龄之间，之前的发育正常或基本正常。雷特综合征有以下典型症状：

· 目的性手动完全丧失；

· 语言丧失或部分丧失；

· 头部的生长变慢；

· 手部特殊的刻板“扭动”。

这一障碍症在 ICD-10 和 DSM-IV 中都被归入广泛性发育障碍，并以上述特征为标志。

它的特点是首先出现发育停滞，然后是认知和运动功能的逐渐崩解。童年中期会出现神经症状如身体姿势不稳定（躯干共济失调），手部目的性活动障碍（失用）以及脊柱弯曲；有时会出现亨廷顿病（又称舞蹈症）中典型的异常运动过程。智力逐渐丧失常常伴随着癫痫发作。与孤独症相反，患者极少出现自我伤害行为。

发病率（流行病学）

此病在 6 至 17 岁的儿童与青少年中出现的比例约为 1：15000，几乎只发生在女孩身上，概率大约是她们出现苯丙酮尿症（苯丙酮酸痴呆症）的两倍。

诊　断

此病在儿童出生后 3 到 5 年内如果发现病理表现，大概率可以确诊。接下来的时间里会出现智力逐渐衰退直到痴呆，有时会有类似孤独症的行为方式，还有癫痫发作，最终会瘫痪直至生活完全不能自理。在青春期，约 75% 的女孩无法再行走和站立，必须借助轮椅行动，几乎所有人都深受严重的脊柱侧弯困扰。

与其他障碍症的区别

雷特综合征必须与儿童孤独症区分开，这一点理论上可以通过诊断标准实现。儿童孤独症患者没有表现出上述的智力和身体变化，也没有雷特综合征儿童和青少年非常典型的“手部扭动”。儿童孤独症患者极少出现神经系统方面的异常，程度也不会像雷特综合征那样严重。

病　因

雷特综合征是由位于 X 染色体远端的甲基化 CpG 结合蛋白 2 基因（MeCP2 基因）突变引起的。这种突变在男性个体上往往是致命的；但仍然有个别病例出现在男性个体身上的报告，显示出上述结论略有偏差。

由于这些儿童出生时没有临床上的异常，并且表现出一种正常的精神运动学发育，因此病程典型的渐进性也是毋庸置疑的。从这种意义上可以认为，它是一种渐进式的代谢 – 基因性（由物质代谢和遗传决定的病症）疾病。

疗法、病程及预后

由于此病的全部决定因素（病因）仍不明确，所以还不存在能够根除该疾病的治疗方法。目前也无法阻止疾病的进一步恶化。

（其他）童年瓦解性障碍

典型特征（症状学）

这种瓦解性障碍早在 1908 年已经被特奥多尔·黑勒描述过，也因此得名“黑勒痴呆症”，其最明显的症状是儿童的语言、智力、社交和沟通能力的丧失并逐渐瓦解。这种障碍症通常出现在 2 至 4 岁，且多数发病比较隐蔽。儿童变得容易烦躁、退缩，语言表达令人难以理解，并表现出记忆和感知障碍，变得焦虑或有攻击性，在社交情境中无所适从，常常丧失之前已经掌握的肠道和膀胱控制力，还会出现刻板运动。痴呆症的全部病状出现了。由于退缩行为和沟通受限，患儿常给人以孤独症儿童的印象。值得注意的是，虽然常有严重的痴呆症发展过程，但患者的面部特征并未变得粗笨，因此人们也称其为“王子面孔”（Prinzengesicht）。

两种现行的分类系统（ICD-10 和 DSM-IV）将这种

障碍症归入广泛性发育障碍。病程呈现波浪式，也就是说会出现暂时性的好转，然而整体看来障碍症仍是在继续发展的。痴呆的过程（智力丧失）与成人痴呆症相比主要区别在以下特征上（ICD-10）：

· 通常没有任何征兆指向可辨别的器质性病变或损伤；

· 紧接着的技能丧失也可能是一种暂时性好转；

· 沟通和社交方面的缺陷更符合儿童孤独症特征，而不是孤立的智能丧失。

发病率（流行病学）

这是一种非常罕见的障碍症，其患病率估计约为每 100 万名儿童中出现 10 例。黑勒痴呆症儿童约占孤独障碍总体谱系所有患者中的 1%。

诊　断

诊断一般基于典型的临床特征。尤其需要将其与儿童孤独症和雷特综合征加以区别。如果涉及所谓晚发性的儿童孤独症，那么鉴别就变得很困难，因为正常发育期是两者的共性特征，而且患有瓦解性障碍的儿童也会表现出特定的孤独症特征（例如接触障碍、模仿言语）。

另外，几乎所有已经习得的技能出现停滞并最终瓦解，通过这一点才能将瓦解性障碍与儿童孤独症区别开。

病　因

此障碍症的病因至今无法解释。依据典型病程（痴呆过程出现在 2 到 4 岁之间）猜测可能存在脑部器质性病因。经常出现脑电波改变以及约一半患者存在癫痫发作，也能证明脑部损伤病因的存在。最后遗传因素也得到讨论，讨论的设想是类比阿尔茨海默病，后者有异常蛋白产生，这种情况在易感个体身上可由高烧引发。

治　疗

至今没有针对病因的治疗。可以采取的措施是减轻障碍症的影响，保护病人不受进一步的损害。其中包括：

1. 仔细谨慎地向所有相关照护人员介绍该障碍症的特质和病程。

2. 针对出现自残行为或极端攻击性行为方式的病例进行药物治疗。神经阻滞剂是适用的。

3. 当智力衰退的进程基本停止时，可采用行为疗法促进沟通并使病人融入社会。

病程及预后

基于该病的发展性病程，预后将非常不利。迄今为止，治疗手段均不能对其产生影响。就这种疾病而言，基础但本质不明的瓦解过程趋于停止时，只有少于 1/4 的病人能够说话，一半患者终生不会再说话。另一半病人虽然能够使用个别词汇，但往往不能运用词汇进行沟通。小部分患者的瓦解仍然会持续下去。晚期出现的神经功能缺损，有时会导致患者过早死亡。

第五章
在孤独症治疗中已被证明有效的方法

孤独症治疗的新趋势

人们会认为，对于孤独症的深入研究也会体现在卓有成效的治疗方法中。三个主要的相关文献库显示，关于孤独症的引文共有约 8900 条，其中（极广意义上的）4400 条对治疗方法的问题发表了意见。自 1996 年以来与治疗相关的引文，我们共找到了 717 条。以下的报告以对这些文献的梳理为基础，还参考了最新的概述性论文（例如坎贝尔[1]、霍林[2]等）。

首先说明，即使有巨大的进步，人们也进行了艰辛的努力，但孤独症的治疗依然没有迎来突破。因为对于这种障碍症的特性，我们还不清楚其深层次的病因。关于孤独症的治疗方法可以发现以下趋势：

·随着对孤独症生物学病因的了解逐渐加深，心理动力学理论及其衍生出的治疗手段逐渐失去了意义。

·个性化的心理治疗有一定的意义，即在咨询的框架中帮助孤独症患者，去更好地理解自己的困难并以不同的方式处理它们。对孤独症患者社会感知的研究也很有帮助。

·认为单独的治疗手段不能相互兼容的人越来越少。只要各种方法的基础性原则没有相互矛盾，那么，日益普遍的趋势就是将它们融合在一个多重模式的规划之中。

·因此得到越来越多宣传的是一种整体和全面的方式，也就是不同方法间卓有成效的共同作用。[3]

·尽早开始治疗对疗效来说有着最重要的意义。脑部发育也证明了这一点。

·家庭作为同样重要的合作者更多地被拉入治疗之中。自助组织和父母协会也扮演了重要的角色。他们做出了很大贡献，使人不再认为父母对孤独症的病理表现负有罪责。

·全面的教育项目得到了发展（即上文的 TEACCH），

其致力于教育与行为疗法措施的整合，以便通过这种方式提升患者的沟通能力。

· 融入社会的项目也被越来越多地扩展到年龄较大的孤独症患者身上，并取得了相当不错的成果。[4]

· 即使这样也总有人相信“奇迹疗法”，这是因为这种疗法看似在个别病例身上取得了巨大成功，尽管它们大多没有经过科学论证，并在一定程度上追随着当下的时兴潮流，有时是维生素疗法以及特定的饮食疗法，然后是拥抱疗法，到了现在则很可能又是辅助沟通法。

· 至今为止，没有任何治疗方法或者支持方式可以治愈孤独障碍，不过能够达成决定性改善的方法却有不少。其中重要的是对已被证实有效的方法进行扩展、继续发展以及科学性验证。人们应该以开放的心态面对各种新的治疗方式，但也应对它们进行谨慎评估，避免令人遗憾地走上弯路，并经历深深的失望。美国孤独症协会（American Autism Society）也因此拟定了对新疗法的评估原则，如表 9 所示。

表格中首先提出的是一种满含希望的怀疑论，但也认为一种新的治疗方式在被广泛投入使用之前，需要对其进行科学的考察与评估。

表 9　新疗法评价原则（美国孤独症协会）

1. 以满怀希望的怀疑应对所有新疗法。
2. 当一种方法号称能对所有形式的孤独症或者所有的患者起作用时，尤其需要质疑它。
3. 谨慎地对待所有可能忽视个性以及可能伤害患者的方法。
4. 永远记住，每种方法都不过是众多可能性中的一种。
5. 每种治疗都只能在经过个性化检查并证实其合适性后方可实施。
6. 新疗法常常只经过了肤浅的论证：如果辩论陷入了道德层面，则需要谨慎对待。
7. 新的治疗方式需要经过科学评估。

支持和治疗孤独症患者的一般原则

一般来说，治疗中应遵循整体性的治疗和支持方式，并以患孤独症的儿童、青少年或成人的总体发展作为目的。但人们很快意识到，如果不同时尝试有目的地去影响特定的症状、特征或者异常情况，那么上述方法是不可能实现的。因此这里必须说明的是，在没有仔细做过检查的情况下任何治疗都是无法实施的，因为特定症状或者行为异常在每名孤独症患者身上程度可能完全不同。症状对于每个人来说常常有着各不相同的意义，并且只有通过仔细分析，才能对其作用进行正确评估。

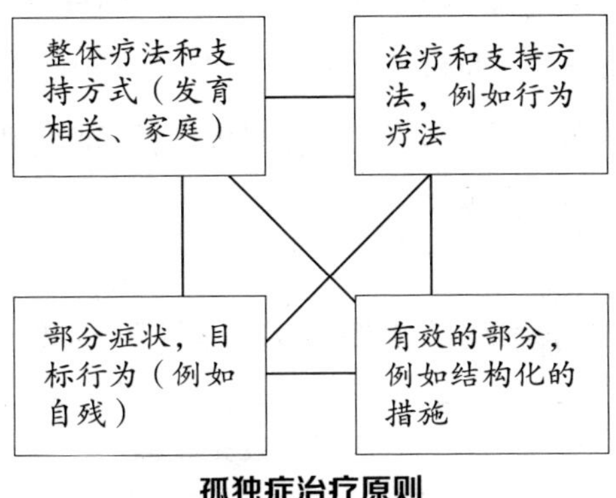

孤独症治疗原则

进行差异化的个体诊断之后，在患者生活环境及周围人员（父母、相关照护人员、幼儿园、学校等）的参与下，拟订治疗计划，并在其中安排单项治疗方法的位置——这点很重要。这往往是一种所谓的**多模式治疗**，即将不同部分融合为一个整体计划。人们以一些原则为支点，在已经过检测的治疗和支持计划中，这些原则被证明是有意义且有效果的。上图列出了这些治疗和支持方法。

无论用在哪个年龄段，上图总结的原则都适用于**所有**治疗措施。当然，很明显的是应争取尽早开始治疗。

在治疗内容方面，单项的治疗和支持方法聚焦于目标症状和目标行为，这些症状和行为需要通过治疗和教育施加影响。以何种途径才能实现，以何种方法作用在哪个患儿身上才是最合适的，这些决定都因人而异。有关治疗和支持方法与需干预的目标变量之间的关系，表10 给出了一个概览。

表 10　治疗和支持方法与需干预目标的关系一览

目标症状 目标行为	治疗及支持方法
非语言沟通	早期支持
语言沟通	行为疗法
多动症/自我刺激	身体相关的方法（拥抱疗法、
攻击性，发怒	辅助沟通法、感觉神经方法）
自我伤害行为	教育项目
刻板和强迫行为	药物疗法
焦虑状态	营养/特种饮食/维生素
孤立和退缩行为	体育运动
抑郁障碍	
睡眠障碍	

举例来说，对于自我伤害行为，不仅相应的教育项目，药物治疗或者体育运动也能够产生积极的影响。在单个病例身上应该使用哪种方法，是依据症状严重程度、年龄和发育状况，以及对于各种方法的敏感程度来决定的。

治疗和支持方式及其效果

本文在这里无法对所有方法进行概述，只对那些当下受到讨论的、其可能性已有经验性研究的方法进行阐释。

早期支持

早期支持和早期教育的出发点，是一个儿童的发育很大程度上取决于环境因素和刺激。为了预防严重的残障以及尽可能将损害降到最低，应当尽早对孤独症患儿进行适当的支持治疗。这些工作由孤独症门诊或跨学科早期支持机构，以及儿童和青少年心理学诊所和儿童医院的特约门诊实施。对孤独症患儿的早期支持一般包括下列步骤：

1. 首先要保证**确诊**。可惜即使在今天，这件事也常常做得太晚了！

2. 一旦确诊了，必须与父母以及相关照护人员解释**该障碍症的本质**，并详细商谈需要采取的措施。

3. 第三步必须确定单个孤独症患儿的详细**发育特性**。其中包括对患儿在不同情境下的观察（尽可能使用录像记录），面对父母及相关照护人员时的接触和社会行为，对智力能力进行客观的心理诊断学评估，对感官功能的仔细检查，以及神经系统检查、脑电图检查。如有必要，还可继续进行电生理检查或者实验室检测，以及其他成像方法的检查。

4．根据患儿的发育特性，下一步是与父母一同制订**支持和治疗计划**，并尽可能精确地从患儿的发育特性出发，同时也要考虑父母的合作性。其他与患儿相关的人员或者机构（例如幼儿园、学前预备班）也应被纳入这个计划之内。

5．治疗和支持计划中还包含**时间规划**。按照目的，首先要实施时间较短的计划（大约以一年时间为间隔），并且要谨慎地对预后进行预测。因为这在刚开始时是非常不确定的，但随着人们对患儿及其能力和可能性观察越久、了解得越深，对预后的把握也就越准。

早期支持项目得到了各不相同的评价。罗杰斯对全面支持项目的研究做了概述。[5]至少有六个这样的项目产生了积极的效果。但是这些项目没有一个是将患儿按照随机原则分配到单个小组中的，对于检查的所有方面也并非“盲判”。即使这些研究中间有着无数差异，也存在着一系列共同点。所有的研究都报告患儿发育明显加速、智商大幅提升，此外，还有语言发育显著进步、社会行为改善和孤独症症状减轻。大多数项目的进展都出现在强化学前预备措施一到两年以后。得到治疗的患儿（约 73%）在第一阶段的干预结束时（一般在 5 岁时），大部分学会了语言交际。尽管前文所述的项目中只有两项包含了纵向研究，但两者都显示，患儿在项目结束几年后仍然保留了他们在项目中获得的成效。霍林指出，令患儿受益最多的，是在非常早的时候开始的（在 2 到 4 岁之间）、强度足够大（每周 15 小时或更多）而且持续时间足够长（至少一至两年或者更久）的那些措施。[6] 此外，患儿如果没有表现出其他附加的神经系统障碍（例如智力障碍或大脑性瘫痪），收效似乎也更快。

总而言之，实施较早且行之有效的早期支持措施，在整体行为和语言沟通方面能够获得相当不错的成果。

行为疗法

孤独症的行为疗法过程与其他障碍症的治疗没有本质区别。这里不再重复行为疗法的方法学基础，但需要强调的是，每种方法都必须根据患孤独症的儿童和青少年的特点来进行修改和调整。洛瓦斯作为最早将行为疗法应用于孤独症的人之一[7]，对这些方法的运用提出了三个基本构想[8]。

1. 孤独症不能被首先看作一种关系障碍，而应该是一种知觉（感官感知）和认知（感知加工）障碍。在阿斯伯格综合征中占主导的则是关系障碍，它更多地被视为一种性格特征。

2. 因为孤独症的病因和成因尚不明确，所以也无法将病因以及障碍的成因纳入治疗之中。但行为的矫正也可以不依赖对病因的准确认识。这种矫正由增加期望行为和减少不期望行为或干扰行为构成。

3. 行为疗法的治疗措施不仅可以由专业人士，也可以由父母或者其他相关照护人员实施，只要他们能够学会这种方法并理解其中的原则。但这显然是有限制的。

从这些角度出发，各种各样的行为疗法主要被应用在**儿童孤独症**中。从利用奖励和厌恶性刺激进行的操作性条件反射开始，到辅助（给予支持）、塑造（行为塑造）和渐隐（逐步撤除支持）为止。在青春期和所谓的高功能孤独症患者中，也可以通过角色扮演和反馈的行为训练来实施限制性支持。行为疗法的方法以增加期望行为和减少干扰行为为目的。

可归入上述第一个方面的是促进语言开发和语言沟通，以及促进社会互动和沟通；属于第二类的是减少自我刺激、刻板行为和自我伤害行为（所有针对自己或者至少是专注于此的行为方式）以及发怒和攻击性行为。

布雷格曼和格茨对 1984 年至 1995 年间的相关研究进行了总结。根据他们的概述[9]，被采用的行为疗法策略可以分为三组：

· 前瞻干预：预防性使用，以及在预期的行为出现之前应用。

· 后续干预：在某一目标行为出现之后使用。

· 对能力发展的干预。

对于这三方面将在下文进行讨论。

关于前瞻干预，下列方法的预防效果已得到了证明：通过改变环境，来减少视觉上的注意力分散，可以减少自我刺激并增加专注于任务的行为。[10]早期的支持可以降低后续问题行为发生的可能性，如果孤独症患儿能够遵循普通儿童的角色模型行事，那么，后者作为榜样才是成功的。促使孤独症患儿与正常发育儿童进行密切接触，可以令这些患儿出现的异常行为模式显著减少，例如刻板行为[11]。即使对这些儿童来说非常吃力的身体活动，也取得了积极的结果，减少了问题行为。[12]

后续干预指的是对于特定的、多数是干扰性的目标行为施加影响，例如减少刻板行为（重复的语言表达或者持续较长时间的运动过程）和自我伤害行为，或者对顽固的睡眠障碍、抑郁情绪或焦虑状态施加影响。

对能力发展的干预包括语言开发、一般沟通行为的促进、社会能力的训练以及日常活动的练习。

强化的行为疗法项目。这些项目中有两个在文献资料中特别突出，一个是洛瓦斯的项目[13]，另一个则是修普勒及其同事的 TEACCH 项目[14]。

洛瓦斯的报告称，他的行为疗法项目引起了患儿决定性的变化：19 名学龄前儿童，在一个居家行为疗法项目中（每周 40 小时或更长时间），接受了两年及以上的治疗，并在 7 岁时接受检查。他们被与另一个治疗强度较低（每周 10 小时或更短时间）的对照组进行了比较。在研究开始前实验组平均智商为 53，而对照组是 46。复查时实验组智商增加了 20 分，9 名患儿进入普通学校学习，并得到了与同龄人相差无异的评价。对照组则仅仅增长了 8 分，除了 1 人之外，其他的患儿依然留在特殊学校中。几年后，当实验组儿童的平均年龄到了 13 岁而对照组为 10 岁时，两组儿童的智商中等水平为 84.5 和 54.9。

即使在其他方面（例如社会适应性）也存在着巨大差异。一些人甚至声称[15]，有两名同胞患儿已经被治愈。这一报告招来了相当大的非议。组别的分配缺乏随机性，测量工具也带有可变性，智商数据的呈现方式也令人困惑，小组缺乏代表性和可比性，还缺乏独立的评估者，这些方面尤其受到人们的批评。洛瓦斯自己也谈到了研究中的一些问题，并认为取得的成功是相对有局限的。[16]但这一项目从各方面改善了患者的行为，这也是毋庸置疑的，只是对于改善的程度还有疑义。

结构良好的教育项目对于孤独症患儿是很有效果的，TEACCH 项目的实施正是基于这一认识。这个项目有着行为疗法的基础，考虑到了患儿的发育水平，突出了个性化教学和学习的意义，并引入了其他行为和认知方法。关于这一方式的有效性有大量的报告（如坎贝尔[17]），但没有较新的对比性评估。在有经验的教师手中，这个项目在课堂上显然具备许多优点。它也在其他国家得到了试行。

与身体相关的方法

1. 拥抱疗法

如前文所述，这是由美国儿童精神病学家玛莎·韦尔奇开发的方法[18]，其出发点是，通过紧紧拥抱来克服孤独症患儿对于亲近行为和身体接触的抗拒，直到患儿放弃抵抗。克服反抗后，对**亲近的焦虑**将显著降低。这一方式与行为疗法中降低焦虑的方式（即满灌疗法）相近，对极端焦虑状态和恐惧症的效果显著。

廷贝尔根夫妇开发出了一种关于拥抱疗法效果的理论。[19]他们认为，儿童孤独症作为情感障碍，其根源在于早期儿童周围社会环境中的敌意影响。感知障碍以及所有其他的异常都被他们视为某种次生的东西。换言之，孤独症患儿缺乏出生后最初几周和几个月内的**原始信任**。拥抱疗法重新填补了信任建立和社会化的缺失，以极其强烈和坚定的方式令患儿亲身面对这种信任和关照，而无法逃避。

拥抱疗法的问题不仅在于时常令人感到过于强烈和近乎暴力的方法，还在于其或多或少都基于一种论点，即早期的原始信任不能被儿童习得。这也经常被父母解读为，是父母个人的罪责导致了孤独症子女如今的样子。

对这种方法的评估已经一变再变，但依然不能一锤定音。不过仍有报告称，这种方法可能很有帮助。[20]

2. 辅助沟通

关于这种方法的争议颇多。虽然在许多个案中，父母和治疗师对其效果深信不疑，但它的作用还没有经过科学的论证。表 11 中给出了 1990 年至 1996 年间实施的、关于辅助沟通的对照研究概况。[21] 它表明，45 项研究中只有 8 项涉及儿童沟通能力的研究出现了积极变化。45 项研究的参与者数量达到了 359 人，却只在其中 23 名儿童身上产生了疗效。这一结果与许多父母和治疗师的主观信念形成了鲜明对照。此外，针对这项实验研究的根本性反对意见是，“测试情境”是人为设计的，会给受试者造成压力。这样辅助者和被辅助者之间无法产生信任，实验情境造成的不信任可能会引起伤害或者产生沉重的负担。

3. 感觉神经方法：听觉统合训练

在这个名称之下汇集的方法都基于一种假设，即孤独症患儿（不是全部也是部分）在对听觉刺激的感知中显现出一种过高的敏感性，对不同的、特定的声音频率出现低敏感性或超敏感性。里姆兰和埃德尔森将其当作孤独症人士的一个亚组。[22] 贝拉尔开发的听觉统合训练（AIT）据说可以减弱特定声音频率。[23] 人们希望这种干预能够降低患儿对声音的敏感性，对适应性行为产生积极的影响，并最终减少不适应性行为。

表 11 关于辅助沟通对照研究的概览（1990—1996）

研究的总数	45
得到证实的独立沟通	8
未经证实的独立沟通	37
参与者总数	359
孤独症/广泛性发育障碍	265
学习障碍（中等至严重）	82
大脑性瘫痪	9
其他障碍症（如颅脑外伤、不明原因）	3
治疗成功的参与者	23
治疗不成功的参与者	336

已得到证实的独立沟通，其成功的病例超过10%。

有一项 17 人参加的双盲对照研究，开始时看上去大有可为[24]，不过仍然需要做进一步的研究，才可对这种方法的有效性进行评估。大部分关于其效用的证明都是基于父母主观和非系统性的报告，而且如艾罗的研究所示，这些报告也并非全然是正面的[25]。里姆兰工作组进一步的研究降低了开始时积极的期望值，这项研究显示，当患儿的改善量化在异常行为量表（ABC）中时，显得微乎其微。研究还表明，是否使用过滤器来减弱频率是无关紧要的。但这个理论恰恰是该方法的基础。其他完全不同的变量可能也有重要的意义。贝蒂森认为，结构化的倾听相比于听觉统合训练，可能对于儿童行为有着更大的影响。[26] 因此，这种方法的价值主要在于，鼓励儿童静坐，每天两次，每次半小时。通过这种训练可以令原本不可能完成的学习过程成为可能。

托马蒂斯的方法[27]也是基于相似的原理，让那些孩子倾听已过滤掉低频声音的古典音乐。治疗持续数周，每天至少两小时。这种方法没有系统化的评估，但许多父母主观上坚信，这些方法对他们的孩子有用。

属于感觉神经范畴的，还包括那些针对视觉感知的方法。在此无法对其做进一步的阐释。

教育项目

此外还有一些教育项目，之前已经提到过，其中最重要的是早期支持。其他教育项目还包括孤独症以及非孤独症儿童的校园融合、日常生活疗法、图片交换沟通系统（PECS）和手势语言。

我在此处只讨论日常生活疗法，因为这种方法在近些年引发了广泛关注。这种方法是在日本发展起来的（第一所学校于 1964 年在东京设立），然后被引入美国，1987 年第一所东方学校（Higashi-Schule）在波士顿开设。其遵循的基本假设是，许多孤独症患儿身上的高水平焦虑是可以通过身体锻炼得到降低的，锻炼可以促使内啡肽释放，并借此对焦虑和沮丧情绪进行控制。教学计划的重点是小组工作，例如音乐、艺术和戏剧与劳累的身体活动相结合。同时，不合适的行为方式受到严格控制。

这种方式之所以受到批评主要是因为它极其严格、很不灵活，且对个性的发展缺乏重视。刚开始，对这种方法的报道也热情洋溢地声称它能够治愈孤独症；后来，人们则更多地强调，通过这种方法能够减少行为上的问题。目前，关于日常生活疗法还没有长期或者对照性的评估研究。

药物治疗

在孤独症的整体治疗计划中，药物治疗可以提供重要的帮助作用。在目前的知识水平下，还无法利用药物针对儿童孤独症进行病因上的治疗，人们正尝试使用药物影响特定的症状或者症状群。此外，药物在危机干预中也是不可或缺的。所有专业人士一致认为，药物疗法永远不会是唯一的治疗方法，而应该融入治疗的整体计划之中。从药物治疗尝试的目标定位来看，至今为止的药物治疗所针对的主要是以下症状群[28]：

1．交互性社会互动的缺失

对于这方面的改善，芬氟拉明以及阿片受体拮抗剂纳曲酮已取得了一定的成果。抗精神病药氟哌啶醇也取得了成效。无论如何，使用所有药物时需要考虑的是，被观测到的改善是否真的具有“特殊效果”，或者正面成效是否并不能实现过度行为（例如自我伤害、多动）的显著减少。

2．语言互动的缺失

此处存在经验上的矛盾。这里涉及的药物是纳曲酮和芬氟拉明，一些人认为它们对于语言的产生有积极的作用，但这一点并没有得到其他研究者的证实。

3．多动障碍和自我刺激

对于这种症状，使用芬氟拉明、氟哌啶醇和纳曲酮也被认为能取得积极的结果。

4．刻板动作和模仿言语

关于这些症状，可以确认的是，在摄入氟哌啶醇后刻板动作减少了。在许多项研究中人们发现使用芬氟拉明也会产生同样的效果。

5．发怒和自我伤害行为

发怒和自我伤害行为是危机干预的典型适应证，往往也需要进行药物治疗。多项研究表明，氟哌啶醇的使用可以明显减少严重和显著的发怒行为以及攻击性行为。在这方面，对那些服用其他药物无效的成年孤独症患者来说，β受体阻滞剂的使用同样取得了积极的效果。对自我伤害行为进行干预是很困难的，行为疗法的措施似乎比药物更加有效。当然纳曲酮和锂也同样有用。最近有报告称，非典型神经阻滞剂利培酮也具有良好的疗效。

6. 抑郁情绪和情绪波动

在患孤独症的儿童和青少年身上，抑郁症往往会被忽略，因此，人们应该格外重视对抑郁症的识别。患孤独症的儿童、青少年和成人有时也会陷入严重的情绪波动或显著的抑郁之中，但这些常常被其他的行为方式（刻板、自我伤害行为、缺失的语言表达）所“掩盖”，因而未被发现。在对这些症状的治疗上，新的5-羟色胺再摄取抑制剂，例如氟西汀和氟伏沙明，已被证明是有效果的。

德国对孤独症的用药在平均水平上要少于美国。表12显示的是在美国最常用于孤独症的药物。从表格中可以得出，哌甲酯（利他林）是医生最常开的药物，卡马西平（得理多）则是使用最少的。后者也被用于治疗癫痫发作或者脑部器质性损害导致的精神变化。就得到改善的百分比而言，神经阻滞剂氟哌啶醇和硫利达嗪（美立廉）取得了最好的效果。症状治疗无效以及恶化的比例也相当高，最高的当数哌甲酯。这种药物应当只有在出现严重的多动症行为时才能使用。

表 12　在美国最常用于孤独症治疗的药物

药物	用药人数	改善（%）	恶化（%）*
哌甲酯	1971	27	47
硫利达嗪	1668	34	28
苯海拉明	1582	26	22
苯妥英钠	878	24	28
氟哌啶醇	852	37	39
卡马西平	799	33	24

*包括没有证明疗效的病例。

根据一项对应的研究[29]，只有氟哌啶醇、芬氟拉明、纳曲酮、氯米帕明和可乐定得到了充分检测。所有这些药物均可以成功作用于特定的目标症状，并被纳入整体治疗计划；但它们对孤独症的作用依然是治标不治本。

危机干预

危机的不同类型

我们可以将危机描述为个人或群体的一**幕情境、一**

种状态或者**一个发展阶段**，其特征是问题或者行为方式超出了迄今为止的经验和行为环境，并且没有现成可用的解决策略。所以，此类危机常令人陷入绝望、没有出路的境地，甚至走到自杀的边缘。

当威胁到自身或他人，或者一个群体因此濒临崩溃时，危机就转化为严重的**紧急状况**。

我们将危机干预理解为综合使用合适的措施去结束危机，或者至少解决当下威胁到患者及其身边人的危险。危机干预并非要治愈一种可能出现的基础障碍，而是纠正一种紧急出现的状况。因此，危机干预持续的时间是有限的，手段和可能性也有局限性。

孤独障碍患者会出现一系列的行为方式，其中需要危机干预处理的并非少数。最重要的详见表 13。

表 13　孤独症中需要介入干预的障碍

焦虑、不安和激动状态
顽固的睡眠障碍
攻击性行为
顽固的强迫症
自我伤害
癫痫发作
“精神病状态” （出现躯体症状精神病）

焦虑、**不安**和**激动状态**可能因五花八门的原因而出现。本书开头的事例展现了环境的突然变化如何在一名孤独症女孩身上引起严重的不安和激动状态。这类状态的出现也可能没有明显的诱因。要么可能是这种状态与触发情境之间的联系未被发现，要么就是被一种“内源”诱发了，这也并不少见，例如潜在疾病引发的物质代谢改变可能就会导致这种状况。

顽固的**睡眠障碍**在年龄较小的孤独症患儿中相当常见，也可能出现在青春期。它们常与当日发生的事件有关联。但不太为人所知的是，在患孤独症的儿童和青少年身上出现的抑郁情绪，可能与严重的睡眠障碍有关。**抑郁症**本身则可以通过三方面的症状来识别。[①]

躯体症状除了已经提到的睡眠障碍之外，还以食欲和体重的下降、疲劳、缺乏动力和出现植物性神经症状（头痛、腹痛）为特征。这些不适之处，常常有许多是患孤独症的儿童和青少年无法用语言充分表达出来的。

在**情感领域**比较突出的有以下症状：悲伤的情绪基调、显著的兴趣丧失、焦虑、应激性以及明显的情绪波动。最重要的**认知症状**是思维迟钝、陷入负面想法、注意力难以集中、不胜任感或者自杀的想法，也常有自责

① 一般指情绪低落、思维迟缓和运动机制受限。——译注

的念头。这些症状中有许多是孤独症患者无法用言语有效描述的，因此，人们只能依靠间接迹象来加以确认。无论如何，患孤独症的儿童和青少年身上出现的抑郁情绪问题意义重大，但人们一般很少认识到这种状况。

攻击性行为出现的原因同样很多，此处无法对每一种情况进行详述。在青春期以及成年早期出现这种状况，通常与性需求联系在一起，孤独症患者面对性需求时相当无措。他们亲近异性的尝试容易受到误解，并常常导致周围人对此做出草率的反应。攻击性行为的方式也可能与其他孤独症相关的基础疾病有关联，当然亦可能是其他情境和周围环境的影响所导致的。

强迫行为和**刻板行为**，指的是运动和思维上的强迫以及重复现象，虽然患者本人也认为毫无意义，却被迫反复实施这些行为。强迫行为也出现在患孤独症的儿童、青少年和成人身上，并且有可能非常顽固，以至于占用一天中的绝大部分时间。强迫行为有别于刻板行为，虽然两者同样是重复，但后者并非强加于患者或者对自我本身来说是陌生的思想、行动，而是更加充满趣味的行为。这种类型的刻板行为有时也会为危机干预提供契机。

自我伤害行为往往是患孤独症的儿童和青少年身上

一个非常严肃的问题。它的表现形式常常五花八门，从撞头、咬自己、抓挠，到比较严重和最为严重的伤害，不一而足。在所有患孤独症的儿童和青少年中，有高达40% 出现了自我伤害行为，它们同样有着各不相同的深层原因，可以由外在或内在的原因触发。

外在的原因在于患者各自所处的环境。这种行为常常有一种要达到某个目标的“工具性”特征，或者也可能是为了阻止来自周围环境的某种特定行为方式。**内在**的原因则多是孤独症框架内的某种基础疾病或者物质代谢改变。像刻板行为一样，自我伤害行为多是自我刺激，也同样干扰了物质代谢过程。

大约 1/3 的儿童孤独症患者会在青春期出现癫痫发作的症状。其原因为脑部器质性损伤，这种损害可能发生在出生前、出生时或者出生后。损害的后果基于尚不清楚的原因，常常直到青春期才表现为脑癫痫发作。

精神病状态在孤独症框架内相当常见。但一般出现的不是精神分裂症，而是有躯体症状的精神病，并可以追溯到一种（常常完全没有识别出的）与孤独症有关的躯体基础疾病。儿童孤独症能发展为一种精神分裂疾病，是在较早的文献中常常出现的假设，这一点在现代研究中并未得到证实。

如果人们试图对孤独症危机障碍的**原因**进行整体概括，那么会得到四大类的原因，即表 14 所示。

表 14　孤独症危机障碍可能出现的原因

1. 环境和周边的改变
2. 沟通上的误解
3. 成为“危机时刻”的发育和成熟阶段
4. 潜在基础疾病的状况、病程的改变

一般按诊断学来说，即使对需要危机干预的状况，也建议实施详细的诊断。但是这必须快速进行，因为干预的目标永远是快速结束一场危机。检查者应该尽可能快地掌握受损的功能及其之间的相互作用，表 15 给出了这方面的概览。

表 15　可能受损的功能及相互作用

1. 脑功能	脑部器质性的精神综合征，神经心理学的综合征
2. 发育	发育和成熟迟缓
3. 智力	智力发育迟滞和痴呆进程
4. 语言	说话和语言发育障碍
5. 情感	情感障碍（例如抑郁、缺乏动力）

续表

6. 精神运动	广泛和受限的精神运动障碍
7. 性	性行为反常
8. 社会行为	社会适应障碍

人们必须一直谨记，损害不会出现在静态的个体身上，而是会施加在许多动态的过程中，也会出现在那些正深入经历着此动态过程的个体身上。因此，交互的观点一直具有重要的意义。

周围环境的改变在触发危机发展上的意义已经得到了证明。此外，还有**沟通上的误解**也常在其中扮演重要角色。此处列举一个事例：

> 一名患有孤独症的年轻成年人[①]，每天乘坐出租车前往日托机构。另外，他还需要乘坐渡船横渡一条河。有一天，出租车司机搭载这名年轻男人去坐渡船，遇到了红灯。尽管如此，司机为了赶上渡船，继续往前开。这种对一般情况的偏离以及随之而来对规则的违背，

① 年轻成年人德语为 Heranwachsender，通常指年满 18 周岁而未满 21 周岁的年轻人。——译注

令年轻人陷入了严重的不安和激动状态，并在此过程中抓住司机的肩膀摇晃她，后者将此举误解为对她的攻击。然后便出现了混乱的一幕，使得病人更加无法搞清楚状况。最终出租车司机宣称以后再也不开车载他了，她的同事们也持同样的态度。人们可以看到：这种类型的沟通误会导致的危机并不少见，也会导致孤独症患者因自己的行为而被完全错误地评价。

发育和成熟阶段也可能触发危机。只要想想性冲动，这常常是那些孤独症青少年和年轻的成年人因缺乏适当的反应能力而只能无助地去面对的东西。

最后，任何与孤独症相关的潜在疾病都会或多或少地导致自发性的改变，并深刻影响患者的行为。儿童孤独症通常会与 40 多种疾病相关联，关联过程中可能有大量的变化出现。

危机干预的措施

所有危机干预措施都必须迅速而有目的性地实施，并且需要与治疗和康复方面的长期措施区分开。简单说来可以分为四类：环境相关的措施、行为相关的措施、家庭相关（集体相关）的措施和药物措施。

1．环境相关的措施

这些措施主要专注于两方面：一是消除那些已证实能够引发不安、激动状态或者其他危机的环境变化；二是建立或重新建立孤独症患者周围的直接环境，目的是将其带入习以为常的环境，或者建立新的环境条件来安抚患者。越熟悉针对的病人，那么这种类型的措施也越容易实施。例如在陌生环境中，病人熟悉或者喜欢的物品（如一个玩偶）能够立刻令情况得到缓和。鉴于这种情况，在环境相关的措施中，能够保证同非常了解孤独症患者的人进行合作，永远是很重要的。

2．行为相关的措施

一般来说，行为相关的措施是直接作用于患者的。首先，必须快速弄清需要治疗的主导症状是“行为缺陷”还是“行为过度”。行为过度一般是威胁到自我或者他人的行为增多（如焦虑状态、激动状态、攻击性行为、自我伤害）。行为缺陷（如极端的退缩、语言 / 非语言沟通的基本缺失或停止）则极少成为需要干预的主导症状。以自我伤害行为为例，可以很好地理解行为相关措施的可行性和有效性。许多自我伤害的行为方式被证实可以进行“改变引导”。为病人拟订的可行性方案，能够使得伤害对患者及周围人来说不那么严重。当然，这需要紧急进行危机干预才能奏效。一般来说，想要成功实施也需要使用药物。另一种可行的方法是给患者提供建议，用其他选择来取代自我伤害行为。

3．家庭相关的措施

这些措施主要基于对教育问题的建议。某些紧急危机的升级过程，其根源就在日常问题，由于受教育者的顺从和不够坚定，最终以伤害他人和自己的行为告终。对各种情景的细节性分析通常能够表明人们可以从哪里着手改变教育者和相关照护人员的行为。另一种观点则主要致力于将父母及相关照护人员引入治疗项目之中。在适当的协作下，可以通过这种措施预防危机的出现。最后，对父母和相关照护人员进行抽样或系统性观察，以及将他们拉入治疗项目，也属于家庭相关的措施。因此，进行危机干预的医生或者心理学家应该不断询问父母和相关照护人员，询问他们以前会自行采取怎样的措施，去结束令人不适和紧张的状态，或降低其严重程度。通常对此类情况的报告能够对治疗产生具体的影响。此处列举一个事例：

一名患有孤独症的青少年在家中变得格外

具有攻击性，并且每天攻击自己的母亲。他的母亲偶然发现，突然离开行为发生的场所且加上一句“现在我要走了”，虽然可以中止儿子的攻击性行为，却会将他置于一种因极度后悔和自责而相当不快的状态之中。母亲因此对再次使用这种方式顾虑重重。在治疗和教育计划的框架内，这样的措施可以很有意义，并且可以与专家讨论这种方法的适用范围，让母亲以后能够在治疗师的辅助下，不自责地适当运用这种方法或与之类似的措施。

4．药物措施

（1）根据现有知识水平，药物作为治疗方法并不能根治孤独症（即对病因起效）。

（2）每种药物的使用都需要对问题进行明确的分析和诊断，并在希望出现的效果和不希望出现的副作用之间做出谨慎的权衡。

（3）药物的使用目前还不能做到斩草除根，因此，人们要按照规定对目标症状和目标病症（如焦虑、抑郁、攻击性、自我伤害）用药。

（4）关于药物起效的方式已经有了一系列的准确认

识。但这些知识绝非尽人皆知。因此，致力于孤独症研究（主要是儿童和青少年精神病学家）的医疗学科有一个很重要的目标，便是继续传播这些知识，不仅是在医药领域之内，也要面向其他职业的从业人员，尤其是父母们。针对药物使用的顽固偏见对于孤独症患者状况的改善并无贡献。

（5）孤独症谱系障碍的药物治疗目标是影响所谓的目标症状，也就是各种不同的物质组能够减轻的那些症状，详见表 16。

表 16　针对孤独症目标症状的药物治疗

目标症状	药物
攻击性和自我伤害行为	非典型神经阻滞剂 锂 抗惊厥药 可乐定
刻板行为、仪式化行为	选择性5-羟色胺再摄取抑制剂、 非典型神经阻滞剂
多动、冲动行为	兴奋剂 非典型神经阻滞剂 可乐定 纳曲酮
焦虑状态	丁螺环酮 非典型神经阻滞剂 可乐定
抑郁	选择性5-羟色胺再摄取抑制剂类的抗抑郁药

神经肽催产素在下丘脑合成，并从那里分泌到垂体后叶。近年来它引起了极大关注，因为除了早已广为人知的在分娩过程中的作用（通过子宫肌肉收缩引发阵痛）外，它还影响着母亲与孩子之间的连接和互动行为，此外，在成年人身上还能够对关怀和信任产生促进作用。因此也被称为“信任激素”。

催产素能够增进连接、亲社会行为并降低焦虑和压力。在鼻腔内施用催产素改善了患者的目光接触和识别他人情感的能力。[30] 使用催产素治疗孤独症谱系障碍目前仍处于实验阶段。

孤独症谱系障碍的社会法分类

以下为“孤独症儿童救助联合会”专业咨询委员会意见。

自从新的儿童及青少年救助法规生效以来，对于精神残疾或者有精神残疾风险的儿童和青少年的社会融入援助，自 1993 年 4 月 1 日起不再属于残疾人援助机构的任务，而是移交给了青少年援助机构（§§10, 35a KJHG[①]）。对于援助的任务和目标、受援助人群的划定以及援助措施的类型则依然遵照《联邦社会救助法》(BSHG) 以及社会融入援助规定方面的相关条款（§35a Abs. 2, 4 KJHG）。

① KJHG，即《儿童及青少年救助法》(*Kinder-und Jugendhilfegesetz*)。——译注

随着《儿童及青少年救助法》的重新修订，有一个问题便产生了，即儿童和青少年孤独症患者是否属于社会融入援助中由青少年援助机构负责承担费用的人群。

专业咨询委员会早在1990年8月的声明中就对这个问题做出了否定的回答。目前，在已知的一些实践案例中，至今为止负责的资助机构（地方性或者超地方性社会福利机构）拒绝了孤独症患儿的要求，给出的理由是儿童孤独症属于一种精神障碍，因此，重新考虑上述问题显得很有必要。

1. 孤独障碍（儿童孤独症、阿斯伯格孤独症）是一种广泛性发育障碍，本质是中枢神经系统的复杂障碍，尤以感知加工领域的障碍为甚。其后果是通过多种途径妨碍患者与周围环境之间的关系、群体生活的参与以及融入社会的能力，因为它所涉及的不仅是认知功能，还有语言、运动、情感和互动功能。因此，儿童和青少年孤独症患者通常情况下罹患多重障碍。与所有多重障碍一样，这种障碍的重点会在发育的过程中随着年龄的增长而转移。

2. “社会融入援助规定”（VO zu § 47 BSHG）[①]所

① VO zu § 47 BSHG，即根据《联邦社会救助法》第47条的规定，也就是“社会融入援助规定”。《联邦社会救助法》第47条规定联邦政府可通过法令划定残疾人群的范围以及福利类型等。——译注

列举的缺陷和障碍有很多，从不同的角度适用于儿童和青少年孤独症患者，其他的残疾类型也是这样的情况。

（1）儿童和青少年孤独症患者一直忍受着一种严重的语言障碍，甚至失语。因此，他们属于“不能说话、患有听觉失认症和聋哑的人……具有显著发音困难以及……有严重的出语困难、严重口吃或者说话极为口齿不清的人”。这一人群被归入躯体严重残疾者（§1, 6. VO zu §47 BSHG）。

（2）显著的感知障碍中，其损害可以等同于一种感官障碍（严重的视觉或听觉障碍）。有此类缺陷的人也被归入躯体残疾者之列（§1, 4. 和 1, 5. VO zu §47 BSHG）。

（3）一些儿童和青少年在罹患孤独症之外，还因为先天或后天的脑部损伤而患有大脑性运动障碍和癫痫病。这一人群也被列入躯体残疾者（§1, 1. VO zu §47 BSHG）。

（4）儿童和青少年孤独症患者除了孤独症之外，常常兼有或轻或重的智力障碍。即使有些孤独症患儿并没有明确的精神发育迟滞（智商在正常范围内），一般情况下，他们依然属于那些“精神力量薄弱、融入社会能力严重受损”的人（§2 VO zu §47 BSHG）。即使在常规学校就读的儿童也同样可能出现这种情况。

除此之外，儿童和青少年孤独症患者在缺乏支持或者支持不到位时，一直存在着患智力障碍的风险。

（5）儿童和青少年孤独症患者可能因为“脑部疾病或者受伤、癫痫发作或者其他疾病或躯体缺陷所导致的后果”而发展出精神障碍（§3, 2. VO zu §47 BSHG）。那种认为儿童孤独症是一种“没有躯体症状的精神病”的论调，根据较新的认识来看，是过时且不恰当的。

基于前文所列举的原因，在对孤独症的评估中，无法找到一种占据主导地位的障碍类型（躯体、智力或精神方面）。因此，尝试寻找主导障碍的普遍做法，既在科学上讲不通，也在实践中不可行。

“孤独症儿童救助联合会”专业咨询委员会基于前文所述，持以下意见，即应将儿童与青少年孤独症患者明确归入立法机构根据《联邦社会救助法》所规定的有权获得社会融入援助的人群之中。在依据新版《儿童及青少年救助法》制定法规和实施这些规定时，需要考虑到这一点。

注 释

第一章

1. Bleuler, E.: Dementia praecox oder Gruppe der Schizophrenen. In: Aschaffenburg, G. (Hrsg.): *Handbuch der Psychiatrie*, Abt. 4, Teil 1. Deuticke, Leipzig 1911.

2. Kanner, L.: Autistic disturbances of affective contact. *Nervous Child*, *2*, 217–250, 1943.

3. Asperger, H.: Die „autistischen Psychopathen“ im Kindesalter. *Archiv für Psychiatrie und Nervenkrankheiten*, *117*, 76–136, 1944.

4. Weber, D.: Autistische Syndrome. In: Remschmidt, H., Schmidt M. H. (Hrsg.): *Kinder- und Jugendpsychiatrie in Klinik und Praxis*, Bd. II, Thieme, Stuttgart 1985, 269–

298.

5. Kanner, L.: Autistic disturbances of affective contact. *Nervous Child, 2*, 242, 1943.

6. Ibid. S. 250.

第二章

1. Bundesverband „Hilfe für das autistische Kind e.V.“ (Hrsg.): *Denkschrift zur Situation autistischer Menschen in der Bundesrepublik Deutschland*, 同 Wissenschaftlichen Beirat 共同完成，Hamburg 1993。

2. Baron-Cohen, S., Allen, J., Gillberg, C.: Can autism be detected at 18 months? The needle, the haystack, and the CHAT. *British Journal of Psychiatry, 161*, 839–843, 1992.

3. Robins, D. L., Fein, D., Barton, M. L., Green, J. A.: The Modified Checklist for Autism in Toddlers: an initial study investigating the early detection of autism and pervasive developmental disorders. *Journal of Autism and Developmental Disorders, 31*, 131–144, 2001.

4. Rutter, M., Bailey, A., Berument, S. K., Lord, C., Pickles, A.: *Social Communication Questionnaire (SCQ)*. Psychological Services, Los Angeles 2001.

5. Kamp-Becker, I., Remschmidt, H.: Marburger Beurteilungsskala zum Asperger-Syndrom (MBAS). In: Remschmidt, H., Kamp-Becker, I.: *Asperger-Syndrom*. Springer, Heidelberg 2006.

6. Döpfner, M., Lehmkuhl, G.: *Diagnostik-System für Störungen im Kindes- und Jugendalter nach ICD-10 und DSM-IV*. Huber, Bern 1998.

7. Kehrer, H.: *Autismus: diagnostische, therapeutische und soziale Aspekte* (5., überarb. und akt. Aufl.). Asanger, Heidelberg 1995.

8. Kraijer, D., Melchers, P.: *Skala zur Erfassung von Autismusspektrumstörungen bei Minderbegabten (SEAS-M)*. Swets, Frankfurt 2003.

9. Krug, D. A., Arick, J., Almond, P.: Behaviour checklist for identifying severely handicapped individuals with high levels of autistic behaviour. *Journal of Child Psychology and Psychiatry, 21*, 221–229, 1980.

10. Rutter, M., LeCouteur, A., Lord, C.: *Autism Diagnostic Interview-Revised (ADI-R)*. Western Psychological Services, Los Angeles 2003.

11. Wing, L., Leekam, S. R., Libby, S. J., Gould, J.,

Larcombe, M.: The Diagnostic Interview for Social and Communication Disorders: background, interrater reliability and clinical use. *Journal of Child Psychology and Psychiatry*, 2002.

12. Filipek, P. A., Accardo, P. J., Brarnek, G. T., Cook, E. H., Dawson, G., Gordon, B., Gravel, J. S., Johnson, C. P., Kallen, R. J., Levy, S. E., Minshew, N. J., Prizant, B. M., Rapin, I., Rogers, S. J., Stone, W. L., Teplin, S., Tuchman, R. F., Volkmar, F. R.: The Screening and Diagnosis of Autistic Spectrum Disorders. *Journal of Autism and Developmental Disorders, 29 (6)*, 439–484, 1999.

13. Schopler, E., Reichler, R. J., DeVellis, R. F., Daly, K.: Toward objective classification of childhood autism: Childhood Autism Rating Scale (CARS). *Journal of Autism and Developmental Disorders, 10*, 91–103, 1980.

14. Lord, C., Rutter, M., Di Lavore, P., Risi, S.: Autism Diagnostic Observation Schedule (ADOS). *Western Psychological Services*, Los Angeles 2001.

15. Weber, D.: Autistische Syndrome. In: Remschmidt, H., Schmidt M. H. (Hrsg.): *Kinder- und Jugendpsychiatrie in Klinik und Praxis*, Bd. II, Thieme, Stuttgart

1985, 269–298.

16. Bettelheim, B.: *Die Geburt des Selbst: Erfolgreiche Therapie autistischer Kinder*. Kindler Verlag, München 1977.

17. Mahler, M. S.: *Symbiose und Individuation*. 3. Aufl., Bd. I, Klett-Cotta, Stuttgart 1983.

18. DeMyer, M. K.: *Familien mit autistischen Kindern*. Enke, Stuttgart 1986.

19. Chess, S.: Follow-up Report on autism in congenital Rubella. *Journal of Autism and Childhord Schizophrenia, 7*, 69–81, 1977.

20. 请比较 Oehler, C., Remschmidt, H.: Soziale Wahrnehmung bei autistischen Kindern. *Autismus, 29*, 10–13, 1990. 以及 Die Bedeutung genetischer Faktoren in der Ätiologie des frühkindlichen Autismus. *Autismus, 30*, 16–24, 1990。

21. Rutter, M.: Genetic studies of autism: from the 1970s into the millennium. *Journal of Abnormal Child Psychology, 28*, 3–14, 2000.

22. Smalley, S. L., Asarnow, R. F., Spence, M. A.: Autism and genetics. A decade of research. *Archives of General Psychiatry, 45*, 953–961, 1988.

23. Ritvo, E. R., Freeman, B. J., Pingree, C., Mason-Brothers, A., Jorde, L., Jenson, W. R., McMahon, W. M., Petersen, P. B., Mo, A., Ritvo, A.: The UCLA-University of Utah epidemiologic survey of autism: prevalence. *American Journal of Psychiatry, 146*, 194–199, 1989.

24. Macdonald, H., Rutter, M., Rios, P., Boltin, P.: *Cognitive and social abnormalities in the siblings of autistic and Down's syndrome probands*. Paper given at the First World Congress on Psychiatric Genetics, Churchill College, Cambridge 1989 (zit. n. Rutter et al. 1990).

25. August, G. J., Stewart, M. A., Tsai, L.: The incidence of cognitive disabilities in the siblings of autistic children. *British Journal of Psychiatry, 138*, 716–722, 1981.

26. Baird, T. D., August, G. J.: Familial heterogeneity in infantile autism. *Journal of Autism and Developmental Disorders, 15*, 315–321, 1985.

27. 这些研究包括：Bartak, L., Rutter, M., Cox, A.: A comparative study of infantile autism and specific developmental receptive language disorders. I. The children. *British Journal of Psychiatry, 126*, 127–145, 1975 ; Minton, J., Campbell, M., Green, W., Jennings, S., Samit,

C.: Cognitive assessment of siblings of autistic children. *Journal of the American Academy of Child Psychiatry, 21*, 256–261, 1982；以及 Piven, J., Gayle, J., Chase, G., Fink, B., Landa, R., Wzorek, M. M., Folstein, S.: A family history study of neuropsychiatric disorders in the adult siblings of autistic individuals. *Journal of the American Academy of Child and Adolescent Psychiatry, 29*, 1990。

28. August, G. J., Stewart, M. A., Tsai, L.: The incidence of cognitive disabilities in the siblings of autistic children. *British Journal of Psychiatry, 138*, 716–722, 1981.

29. Baird, T. D., August, G. J.: Familial heterogeneity in infantile autism. *Journal of Autism and Developmental Disorders, 15*, 315–321, 1985.

30. Deykin, E. Y., MacMahon, B.: Pregnancy, delivery, and neonatal complications among autistic children. *American Journal of Diseases of Children, 9*, 860–864, 1980.

31. Folstein, S., Rutter, M.: Infantile autism: a genetic study of 21 twin pairs. *Journal of Child Psychology and Psychiatry, 18*, 297–321, 1977.

32. Minton, J., Campbell, M., Green, W., Jennings, S.,

Samit, C.: Cognitive assessment of siblings of autistic children. *Journal of the American Academy of Child Psychiatry, 21*, 256–261, 1982.

33. Ritvo, E. R., Freeman, B. J., Mason-Brothers, A., Ritvo, A. M.: Concordance for the syndrome of autism in 40 pairs of afflicted twins. *American Journal of Psychiatry, 142*, 74–77, 1985a.

34. Smalley, S. L., Asarnow, R. F., Spence, M. A.: Autism and genetics. A decade of research. *Archives of General Psychiatry, 45*, 953–961, 1988.

35. Folstein, S., Rutter, M.: Infantile autism: a genetic study of 21 twin pairs. *Journal of Child Psychology and Psychiatry, 18*, 297–321, 1977.

36. Ritvo, E. R., Freeman, B. J., Mason-Brothers, A., Ritvo, A. M.: Concordance for the syndrome of autism in 40 pairs of afflicted twins. *American Journal of Psychiatry, 142*, 74–77, 1985a.

37. Steffenburg, S., Gillberg, C., Hellgren, L., Andersson, L., Gillberg, I.C., Jakobsson, G., Bohman, M.: A twin study of autism in Denmark, Finland, Iceland, Norway and Sweden. *Journal of Child Psychology and Psychiatry, 30*,

405–416, 1989.

38. Folstein, S., Rutter, M.: Infantile autism: a genetic study of 21 twin pairs. *Journal of Child Psychology and Psychiatry, 18*, 297–321, 1977.

39. Ritvo, E. R., Freeman, B. J., Mason-Brothers, A., Ritvo, A. M.: Concordance for the syndrome of autism in 40 pairs of afflicted twins. *American Journal of Psychiatry, 142*, 74–77, 1985a.

40. Smalley, S. L., Asarnow, R. F., Spence, M. A.: Autism and genetics. A decade of research. *Archives of General Psychiatry, 45*, 953–961, 1988.

41. Steffenburg, S., Gillberg, C., Hellgren, L., Andersson, L., Gillberg, I.C., Jakobsson, G., Bohman, M.: A twin study of autism in Denmark, Finland, Iceland, Norway and Sweden. *Journal of Child Psychology and Psychiatry, 30*, 405–416, 1989.

42. LeCouteur, A., Bailey, A.J., Rutter, M., Gottesman, I.: *An epidemiologically based twin study of autism*. Paper given at the First World Congress on Psychiatric Genetics, Churchill College, Cambridge 1989 (zit.n. Rutter et al. 1990).

43. Fein, D., Humes, M., Kaplan, E., Lucci, D., Waterhouse, L.: The origin of left-hemisphere dysfunction in autism. *Psychological Bulletin, 95*, 258– 281, 1984.

44. Fein, D., Skoff, B., Mirsky, A.F.: Clinical correlates of brainstem dysfunction in autistic children. *Journal of Autism and Developmental Disorders, 11*, 303–316, 1981.

45. Ornitz, E. M.: The functional neuroanatomy of infantile autism. *International Journal of Neuroscience, 19*, 85–124, 1983；以及 Ornitz, E. M.: Biological homogeneity or heterogeneity. In: Rutter, M., Schoper, E. (Eds.): *Autism: A reappraisal of concepts and treatment*. Plenum Press, New York 1987。

46. Bauman, M., Kemper, T. L.: Histoanatomic observations of the brain in early infantile autism. *Neurology, 35*, 866–874, 1985.

47. Courchesne, E., Yeung-Courchesne, R., Press, G. A., Hesselink, J. R., Jernigan, T. L.: Hypoplasia of cerebellar vermal lobules VI and VII in autism. *New England Journal of Medicine, 318*, 1349–1354, 1988.

48. Gillberg, C.: Autism and pervasive developmental disorders. *Journal of Child Psychology and Psychiatry, 31*,

99–119, 1990.

49. Poustka, F.: Neurobiology of autism. In: Volkmar, F. R.. (Ed.): *Autism and pervasive developmental disorders*. Cambridge University Press, Cambridge 1998, pp. 130–168.

50. Ibid.

51. 霍布森的理论参考如下论文：Hobson, R. P.: Early childhood autism and the question of egocentrism. *Journal of Autism and Developmental Disorders, 14*, 85–104, 1984；Hobson, R. P.: The autistic child's appraisal of expressions of emotion. *Journal of Child Psychology and Psychiatry, 27*, 321–342, 1986a；以及 Hobson, R. P.: The autistic child's appraisal of expressions of emotion: A further study. *Journal of Child Psychology and Psychiatry, 27*, 671–680, 1986b。

52. Piaget, J.: *Sprechen und Denken des Kindes*. Düsseldorf 1972.

53. Rutter, M.: Cognitive deficits in the pathogenesis of autism. *Journal of Child Psychology and Psychiatry, 24*, 513–531, 1983.

54. Baron-Cohen, S., Leslie, A. M., Frith, U.: Does the autistic child have a "theory of mind"? *Cognition, 21*,

37–46, 1985；以及 Baron-Cohen, S., Leslie, A. M., Frith, U.: Mechanical, behavioural and intentional understanding of picture stories in autistic children. *British Journal of Developmental Psychology, 4*, 113–125, 1986。

55. Gillberg, C.: Autism and pervasive developmental disorders. *Journal of Child Psychology and Psychiatry, 31*, 99–119, 1990.

56. Baron-Cohen, S., Leslie, A. M., Frith, U.: Does the autistic child have a "theory of mind"? *Cognition, 21*, 37–46, 1985.

57. Dawson, G., Fernald, M.: Perspective-taking ability and its relationship to the social behaviour of autistic children. *Journal of Autism and Developmental Disorders, 17*, 487–498, 1987.

58. Leslie, A. M., Frith, U.: Autistic children's understanding of seeing, knowing and believing. *British Journal of Developmental Psychology, 6*, 324–351, 1988.

59. Frith, U.: *Autismus. Ein kognitionspsychologisches Puzzle*. Spektrum Akademie Verlag, Heidelberg 1992.

60. Leslie, A. M.: Pretence and representation: The origins of "theory of mind". *Psychological Review, 94*,

412–426, 1987.

61. Remschmidt, H.: Autismus. In: Herpertz-Dahlmann, B., Resch, F., Schulte Markwort, M., Warnke, A. (Hrsg.): *Entwicklungspsychiatrie*. 2. Auflage. Schattauer, Stuttgart, 2008. S.385.

62. Remschmidt, H.: Das autistische Kind–Eltern haben keine Schuld. *Deutsches Ärzteblatt, 84*, 147–149, 1987.

63. Biklen, D., Morton, M.W., Gold, D., Berrigan, C., Swaminathan, S.: Facilitated Communication: Implications for individuals with autism. *Topics in Language Disorders, 12*, 1–28, 1992.

64. Sellin, B. (Hrsg.: Klonovsky, M.): *Ich will kein inmich mehr sein. Botschaften aus einem autistischen Kerker*. Kiepenheuer & Witsch, Köln 1993.

65. Prior, M., Cummins, R.: Questions about facilitated communication and autism. *Journal of Autism and Developmental Disorders, 22*, 331–338, 1992.

66. Smith, M. D., Haas, P. J., Belcher, R. G.: Facilitated communication: the effects of facilitator knowledge and level of assistance on output. *Journal of Autism and Developmental Disorders, 24*, 357–367, 1994.

67. Schopler, E., Reichler, R. J., Lansing, M.: *Strategien der Entwicklungsförderung für Eltern, Pädagogen und Therapeuten*. Verlag Modernes Lernen, Dortmund 1983.

68. Welch, M.: Heilung von Autismus durch Mutter- und Kind-Haltetherapie. In: Tinbergen, N., Tinbergen, E. A.: *Autismus bei Kindern*, Parey, Berlin 1984.

69. Tinbergen, N., Tinbergen, E. A.: *Autismus bei Kindern: Fortschritte im Verständnis und neue Heilbehandlungen lassen hoffen*. Parey, Berlin und Hamburg 1984.

70. Weber, D.: Autistische Syndrome. In: Remschmidt, H., Schmidt M. H. (Hrsg.): *Kinder- und Jugendpsychiatrie in Klinik und Praxis*, Bd. II, Thieme, Stuttgart 1985, 269–298；以及 Schonauer, K., Klar, M., Kehrer, H. E., Arolt, V.: Lebenswege frühkindlicher Autisten im Erwachsenenalter. *Fortschritte der Neurologie und Psychiatrie, 69*, 221–235, 2001。

第三章

1. Ehlers, S., Gillberg, C.: The epidemiology of Asperger's syndrome: A total population study. *Journal of Child Psychology and Psychiatry, 34*, 1327–1350, 1993.

2. Gillberg, C.: Asperger syndrome and high-functioning autism. *British Journal of Psychiatry, 172*, 200–209, 1998.

3. Klin, A., Volkmar, F. R., Sparrow. S. S., Cicchetti, D.V., Rourke, B. P.: Validity and neuropsychological characterization of Asperger syndrome: Convergence with non-verbal learning disabilities syndrome. *Journal of Child Psychology and Psychiatry, 36*, 1127–1140, 1995.

4. Ozonoff, S., Roge, S. J., Pennington, B. F.: Asperger's syndrome: Evidence of an empirical distinction from high-functioning autism. *Journal of Child Psychology and Psychiatry 32,* 1107–1122, 1991；以及 Szatmari, P., Tuff, L., Finlayson, M. A., Bartolucci, G.: Asperger's syndrome and autism: Neurocognitive aspects. *Journal of the American Academy of Child and Adolescent Psychiatry, 29*, 130–136, 1990。

5. Wolff, S.: Loners. *The life path of unusual children.* Routledge, London-New York 1995.

6. Kretschmer, E.: *Physic and character*. Kagan-Paul, Trench and Trubner, London 1925.

7. 参考 Foerster, A., Lewis, S. W., Owen, M. J., Murray,

R. M.: Premorbid adjustment and personality in the psychoses: Effects of sex and diagnosis. *British Journal of Psychiatry, 158*, 171–176, 1991；以及 McCreadie, R. G., Conolly, M. A., Williamson, D. J., Athawes, R. W. B., Tilak-Singh, D.: The Nithsdale schizophrenia surveys. XII: "Neurodevelopmental" schizophrenia: A search for clinical correlates and putative aetiological factors. *British Journal of Psychiatry, 165*, 340–346, 1994。

8. Tantam, D.: Life-long excentricity and social isolation. I. Psychiatric, social, and forensic aspects. *The British Journal of Psychiatry, 153*, 777– 782, 1988a；Tantam, D.: Life-long excentricity and social isolation. II. Asperger's syndrome or schizoid personality disorder? *The British Journal of Psychiatry, 153*, 783–791, 1988b；以及 Nagy, J. Szatmari, P.: A chart review of schizotypical personality disorders in children. *Journal of Autism and Developmental Disorders, 16*, 351–367, 1986。

9. Hebebrand, J., Hennighausen, K., Nau, S., Himmelmann, G.W., Schulz, E., Schäfer, H., Remschmidt, H.: Low body weight in male children and adolescents with schizoid personality disorder or Asperger's disorder. *Acta*

Psychiatrica Scandinavica, 96, 64–67, 1997.

10. Ehlers, S., Gillberg, C.: The epidemiology of Asperger's syndrome: A total population study. *Journal of Child Psychology and Psychiatry, 34*, 1327–1350, 1993.

11. Myklebust, H. R.: Non-verbal learning disabilities: Assessment and intervention. In: Myklebust, H. R. (Ed.): *Progress in learning disabilities*. Rune & Stratton, New York, vol. 3, pp. 281–301, 1975.

12. Klin, A., Volkmar, F. R.: Asperger's syndrome. In: Cohen, D. J., Volkmar, F. R. (Eds.): *Handbook of Autism and Pervasive Developmental Disorders*, New York: Wiley, 94–122, 1997.

13. Rourke, B., Young, G. C., Leenaars, A. A.: A childhood learning disability that predisposes those afflicted to adolescent and adult depression and suicide risk. *Journal of Learning Disabilities, 22*, 169–185, 1989.

14. Remschmidt, H., Theisen, F.: *Schizophrenie*, Springer, Heidelberg, 2011.

15. Gillberg, C.: Asperger syndrome and high-functioning autism. *British Journal of Psychiatry, 172*, 200–209, 1998.

16. Gillberg, C., Råstam, M., Gillberg, C.: Anorexia nervosa outcome: Six year controlled longitudinal study of 51 cases including a population cohort. *Journal of the American Academy of Child and Adolescent Psychiatry, 33*, 729–739, 1994.

17. Gillberg, C.: Endogenous opioids and opiate antagonists in autism: Brief review of empirical findings and implications for clinicians. *Developmental Medicine and Child Neurology, 37*, 239–245, 1995.

18. Ehlers, S., Gillberg, C.: The epidemiology of Asperger's syndrome: A total population study. *Journal of Child Psychology and Psychiatry, 34*, 1327–1350, 1993.

19. Gillberg, C.: The Emmanuel Miller Memorial Lecture (99): Autism and autisticlike conditions: Subclasses among disorders of empathy. *Journal of Child Psychology and Psychiatry, 33*, 813–842, 1992.

20. Wolff, S.: Loners. *The life path of unusual children.* Routledge, London-New York 1995.

21. DeLong, G. R., Nohria, C.: Psychiatric Family history and neurological disease in autism spectrum disorders. *Developmental Medicine and Child Neurology, 36*,

441–448, 1994.

22. Krevelen, D. A. van: Early infantile autism and autistic psychopathy. *Journal of Autism and Childhood Schizophrenia, 1*, 82–86, 1971.

23. Ylisaukko-oja, T., Nieminen-von Wendt, T., Kempas, E., et al.: Genomewide scan for loci of Asperger syndrome. *Molecular Psychiatry, 9*, 161–168, 2004.

24. Minshew, N. J.: Neurological localization in autism. In: Schopler, E., Mesibov, G. B. (Eds.): *High-functioning individuals with autism. Current issues in autism*. Plenum Press, New York, pp. 65–89, 1992

25. Happé, F., Ehlers, S., Fletcher, P., Frith, U., Johansson, M., Gillberg, C., Dolan, R., Frackowiak, R. Frith, C.: "Theory of mind" in the brain. Evidence from a PET scan study of Asperger Syndrome. *Neuroreport, 8*, 197–201, 1996.

26. Frith, U. (Ed.): *Autism and Asperger syndrome*. Cambridge University Press, Cambridge 1991；以及 Happé, F. G. E.: Current psychological theories of autism: The "theory of mind" account and rival theories. *Journal of Child Psychology and Psychiatry, 35*, 215–229, 1994。

27. Bowler, D. M.: "Theory of mind" in Asperger's syndrome. *Journal of Child Psychology and Psychiatry, 33*, 877–893, 1992；以及 Happé, F., Ehlers, S., Fletcher, P., Frith, U., Johansson, M., Gillberg, C., Dolan, R., Frackowiak, R. Frith, C.: "Theory of mind" in the brain. Evidence from a PET scan study of Asperger Syndrome. *Neuroreport, 8*, 197–201, 1996。

28. Gillberg, C.: Asperger syndrome and high-functioning autism. *British Journal of Psychiatry, 172*, 200–209, 1998.

29. Kracke, I.: Developmental prospagnosia in Asperger syndrome: Presentation and discussion of an individual case. *Developmental Medicine and Child Neurology, 36*, 873–886, 1994.

30. Rumsey, J. M., Rapoport, J. L., Screery, W. R.: Autistic children as adults: Psychiatric, social, and behavioral outcomes. *Journal of the American Academy of Child Psychiatry, 24*, 465–473, 1985.

31. Hebebrand, J., Hennighausen, K., Nau, S., Himmelmann, G.W., Schulz, E., Schäfer, H., Remschmidt, H.: Low body weight in male children and adolescents with

schizoid personality disorder or Asperger's disorder. *Acta Psychiatrica Scandinavica, 96*, 64–67, 1997.

32. 三组文章为：Gillberg, C.: Asperger syndrome in 23 Swedish children. *Developmental Medicine and Child Neurology, 31*, 520–531, 1989；Klin, A., Volkmar, F. R.: Asperger's syndrome. In: Cohen, D. J., Volkmar, F. R. (Eds.): *Handbook of Autism and Pervasive Developmental Disorders*, New York: Wiley, 94–122, 1997；以及 Mesibov, G. B.: Treatment issues with high-functioning adolescents and adults with autism. In: Schopler, E., Mesibov, G. B. (Eds.): *Highfunctioning individuals with autism. Current issues in autism*. Plenum Press, New York, pp. 143–155, 1992。

33. Schopler, E.: Principles for directing both educational treatment and research. In: Gillberg, C. (Ed.): *Diagnosis and treatment of autism*. Plenum Press, New York 1990.

34. Mesibov, G. B.: Treatment issues with high-functioning adolescents and adults with autism. In: Schopler, E., Mesibov, G. B. (Eds.): *Highfunctioning individuals with autism. Current issues in autism*. Plenum Press, New York,

pp. 143–155, 1992.

35. Bourgondien, M. E. van, Woods, A.V.: Vocational possibilities for highfunctioning adults with autism. In: Schopler, E., Mesibov, G. B. (Eds.): *Highfunctioning individuals with autism*. Plenum Press, New York 1992, pp. 227–239.

36. McHale, S. M., Olley, J. G., Marcus, L. N., Simeonsson, R. J.: The effectiveness of non-handicapped peers as tutors for autistic children. *Exceptional Children, 48*, 263–264, 1981.

37. Ozonoff, S., Miller, J. N.: Teaching theory of mind: A new approach to social skill training for individuals with autism. *Journal of Autism and Developmental Disorders, 25*, 415–433, 1995.

38. Klin, A., Volkmar, F. R.: Asperger's syndrome. In: Cohen, D. J., Volkmar, F. R. (Eds.): *Handbook of Autism and Pervasive Developmental Disorders*, New York: Wiley, 94–122, 1997.

39. Gordon, C. D., State, R. C., Nelson, J. E., Hamburger, S. D. et al.: A double-blind comparison of clomipramine, desipramine, and placebo in the treatment of autis-

tic disorder. *Archives of General Psychiatry 50,* 441–447, 1993.

40. Strayhorn, J.: More on methylphenidate in autism (letter). *Journal of the American Academy of Child and Adolescent Psychiatry, 28*, 299, 1989.

41. Rutter, M.: The treatment of autistic children. *Journal of Child Psychology and Psychiatry, 26*, 192–214, 1985.

42. Gillberg, C.: Asperger syndrome and high-functioning autism. *British Journal of Psychiatry, 172*, 200–209, 1998.

43. 坦塔姆的研究集中在以下三篇论文：Tantam, D.: Life-long excentricity and social isolation. I. Psychiatric, social, and forensic aspects. *The British Journal of Psychiatry, 153*, 777– 782, 1988a ; Tantam, D.: Life-long excentricity and social isolation. II. Asperger's syndrome or schizoid personality disorder? *The British Journal of Psychiatry, 153*, 783–791, 1988b ； 以及 Tantam, D.: Asperger's syndrome in adulthood. In: Frith, U. (Ed.): *Autism and Asperger-syndrome*. Cambridge University Press, Cambridge, pp. 147–183, 1991。

44. Wing, L.: Asperger's syndrome: A clinical account. *Psychological Medicine, 11*, 115–129, 1981.

45. Rumsey, J. M., Rapoport, J. L., Screery, W. R.: Autistic children as adults: Psychiatric, social, and behavioral outcomes. *Journal of the American Academy of Child Psychiatry, 24*, 465–473, 1985.

46. Wolff, S.: *Loners. The life path of unusual children*. Routledge, London-New York 1995.

47. Cohen, D. J., Paul, R., Volkmar, F. R.: Issues in the classification of pervasive developmental disorders: Toward DSM-IV. *Journal of the American Academy of Child and Adolescent Psychiatry, 25*, 213–220, 1986；以及 Gaag, J. R. van der: *Multiplex developmental disorder: An exploration of borderlines on the autistic spectrum*. MD-thesis, University of Utrecht 1993。

48. Ehlers, S., Gillberg, C.: The epidemiology of Asperger's syndrome: A total population study. *Journal of Child Psychology and Psychiatry, 34*, 1327–1350, 1993.

49. Klin, A., Volkmar, F. R.: Asperger's syndrome. In: Cohen, D. J., Volkmar, F. R. (Eds.): *Handbook of Autism and Pervasive Developmental Disorders*, New York: Wiley,

94–122, 1997.

第四章

1. Rett, A.: Über ein eigenartiges hirnatrophisches Syndrom bei Hyperammoniämie im Kindesalter. *Wiener medizinische Wochenschrift, 116*, 723–738, 1966.

第五章

1. Campbell, M., Schopler, E. Cueva, J., Hallin, A.: Treatment of autistic disorders.*Journal of the American Academy of Child and Adolescent Psychiatry, 35*, 134–143, 1996.

2. Howlin, P.: Prognosis in autism: Do specialist treatments affect longterm outcome? *European Child and Adolescent Psychiatry, 6*, 55–72, 1997.

3. Schreibman, L.: Brief report: The case for social and behavioral intervention research. *Journal of Autism and Developmental Disorders, 26*, 247–250. 1996.

4. Howlin, P.: Prognosis in autism: Do specialist treatments affect longterm outcome? *European Child and Adolescent Psychiatry, 6*, 55–72, 1997.

5. Rogers, S.: Brief report: Early intervention in autism. *Journal of Autism and Developmental Disorders, 26*, 243–246, 1996.

6. Howlin, P.: Prognosis in autism: Do specialist treatments affect longterm outcome? *European Child and Adolescent Psychiatry, 6*, 55–72, 1997.

7. Lovaas, O. I., Schreibman, L., Koegel, R.: A behavior modification approach to the treatment of autistic children. *Journal of Autism and Childhood Schizophrenia, 4*, 111–129, 1974.

8. Janetzke, H. R.: *Stichwort Autismus*. Heyne, München, 1993.

9. Bregman, J. D., Gerdtz, J.: Behavioral Interventions. In: Cohen, D. J., Volkmar, F. R. (Eds.): *Handbook of Autism and Developmental Disorders*. 2nd edition, Wiley & Sons, New York 1997.

10. Duker, P. C., Rasing, E.: Effects of redesigning the physical environment on self-stimulation and on-task behavior in three autistic-type developmentally disabled individuals. *Journal of Autism and Developmental Disorders, 19*, 449–460, 1989.

11. Lanquetot, R.: The effectiveness of peer modeling with autistic children. *Journal of the Multihandicapped Person, 2*, 25–34, 1989；以及 McGee, G. G., Paradis, T., Feldman, R. S.: Free effects of integration on levels of autistic behavior. *Topics in Early Childhood Special Education, 13*, 57–67, 1993。

12. Gabler-Halle, D., Halle, J., Chung, Y. B.: The effects of aerobic exercise on psychological and behavioral variables of individuals with developmental disabilities: A critical review. *Research in Developmental Disabilities, 14*, 359–386, 1993.

13. Lovaas, O. I.: Behavioral treatment and normal educational and intellectual functioning in young autistic children. *Journal of Consulting and Clinical Psychology, 55*, 3–9, 1987.

14. Schopler, E., Reichler, R. J., Lansing, M.: *Strategien der Entwicklungsförderung für Eltern, Pädagogen und Therapeuten*. Verlag Modernes Lernen, Dortmund 1983；以及 Schopler, E., Mesibov, G. B., Hearsey, K.: Structured teaching in the TEACCH system. In: Schopler, E., Mesibov, G. B. (Eds.): *Learning and cognition in autism. Current*

issues in autism. Plenum Press, New York, pp. 243–268, 1995。

15. Perry, R., Cohen, I., DeCarlo, R.: Case study: Deterioration, autism, and recovery in two siblings. *Journal of the American Academy of Child and Adolescent Psychiatry, 34*, 232–237, 1995.

16. Lovaas, O. I.: The development of a treatment-research project for developmentally disabled and autistic children. *Journal of Applied Behavioral Analysis, 26*, 617–630, 1993.

17. Campbell, M., Schopler, E. Cueva, J., Hallin, A.: Treatment of autistic disorders.*Journal of the American Academy of Child and Adolescent Psychiatry, 35*, 134–143, 1996.

18. Welch, M.: Heilung von Autismus durch Mutter- und Kind-Haltetherapie. In: Tinbergen, N., Tinbergen, E. A.: *Autismus bei Kindern*, Parey, Berlin 1984.

19. Tinbergen, N., Tinbergen, E. A.: *Autismus bei Kindern: Fortschritte im Verständnis und neue Heilbehandlungen lassen hoffen*. Parey, Berlin und Hamburg 1984.

20. 如 Prekop, I.: Das Festhalten als Therapie bei Kindern

mit Autismus-Syndrom. *Frühförderung interdisziplinär* 2, 54–64, 1983 和 Innerhofer, P., Klicpera, C.: *Die Welt des frühkindlichen Autismus*. Ernst Reinhardt Verlag, München-Basel 1988。

21. Howlin, P.: Prognosis in autism: Do specialist treatments affect longterm outcome? *European Child and Adolescent Psychiatry, 6*, 55–72, 1997.

22. Rimland, B., Edelson, S. M.: Brief report: A pilot study of auditory integration training in autism. *Journal of Autism and Developmental Disorders, 25*, 61–70, 1995.

23. Bérard, G.: *Hearing equals behavior*. Keats, New Canaan 1993.

24. Rimland, B., Edelson, S. M.: Brief report: A pilot study of auditory integration training in autism. *Journal of Autism and Developmental Disorders, 25*, 61–70, 1995.

25. Arrow, P.: My experience with auditory integration training at The Light and Sound Centre London. *Communication, 27*, 8–10, 1993.

26. Bettison, S.: The long-term effects of auditory training on children with autism. *Journal of Autism and Developmental Disorders, 26*, 361–374, 1996.

27. Tomatis, A. A.: *Der Klang des Lebens*. Rowohlt, Reinbek 1987.

28. Moll, G. H., Schmidt, M. H.: Entwicklungen in der Therapie des frühkindlichen Autismus – Ergebnisse der Therapieforschung. *Zeitschrift für Kinder- und Jugendpsychiatrie, 19*, 182–203, 1991.

29. Campbell, M., Schopler, E. Cueva, J., Hallin, A.: Treatment of autistic disorders. *Journal of the American Academy of Child and Adolescent Psychiatry, 35*, 134–143, 1996.

30. Domes, G., Heinrichs, M., Michel, A., Berger, Ch., Herpertz, S. C.: Oxytocin improves "mind reading" in humans. *Biological Psychiatry, 61*, 731–733, 2007.

拓展阅读

除注释中所列的孤独症专业书籍和论文外，还有以下科普读物和专业文献，供读者进一步阅读。

孤独症科普参考书

Aarons, M., Gittens, T.: *Das Handbuch des Autismus: Ein Ratgeber für Eltern und Fachleute*. Übersetzt von Jürgen Wendeler. Beltz, Weinheim 1994.

Bernhard-Opitz, V: *Kinder mit Autismus-Spektrum-Störungen,* Kohlhammer, Stuttgart, 2007.

Bölte, S. (Hrsg.): *Autismus. Spektrum, Ursachen, Diagnostik, Intervention, Perspektiven*. Huber, Bern, 2010.

Dalferth, M.: *Behinderte Menschen mit Autismussyn-*

drom: Probleme der Perzeption und der Affektivität – ein Beitrag zum Verständnis und zur Genese der Behinderung. Schindele, Heidelberg 1995.

Dzikowski, S., Arens, C.: *Autismus heute* (Hrsg.). Band 2. Verl. Modernes Lernen, Dortmund 1990.

Freitag, C. N.: *Autismus-Spektrum-Störungen*, Ernst-Reinhardt-Verlag, München/Basel, 2008.

Janetzke, H.: *Stichwort Autismus*. Heyne, München 1994.

Kamp-Becker, I., Bölte, S.: *Autismus*. Ernst-Reinhardt-Verlag, München/ Basel, 2011.

Kehrer, H. E.: *Autismus. Diagnostische, therapeutische und soziale Aspekte*. Asanger, Heidelberg 1995.

Kehrer, H. E.: *Geistige Behinderung und Autismus: Rat und Hilfe für eine Begleitung durchs Leben*. TRIAS Thieme Hippokrates Enke, Stuttgart 1995.

Kehrer, H. E., Classen, B., Peter, H.-J.: *Internationale Autismus-Biblio- graphie*. Deutscher Studien-Verlag, Weinheim 1991.

Klicpera, C., Innerhofer, P.: *Die Welt des frühkindlichen Autismus*. 2. Auflage. Reinhardt, München 1999.

Lelord, G., Rothenberger, A.: *Dem Autismus auf der Spur*. Vandenhoeck und Ruprecht, Göttingen 2000.

Poustka, F., Bölte, S., Feineis-Matthews, S., Schmötzer, G.: *Autistische Störungen. Leitfaden Kinder- und Jugendlichenpsychotherapie* (Band 5). Hogrefe, Göttingen 2004.

Remschmidt, H., Kamp-Becker, I.: *Asperger-Syndrom*. Springer, Heidelberg 2006.

Schopler, E., Reichler, R. J., Lansing, M.: *Förderung autistischer und entwicklungsbehinderter Kinder*. 2. Auflage. Übersetzt aus dem Englischen von Alfred Horn. Verlag Modernes Lernen, Dortmund 1990.

Sinzig, J.: *Autismus*. Springer, Heidelberg, 2011.

Wing, J. K. (Hrsg): *Frühkindlicher Autismus. Klinische, pädagogische und soziale Aspekte*. Beltz, Weinheim 1992.

孤独症专业参考文献

American Psychiatric Association Diagnostic and Statistical Manual of Mental Disorders, Fourth Edition (DSM-IV), Washington, DC 1994.

Asperger, H.: Problems of infantile autism. *Communication 13*, 45–52, 1979.

Baron-Cohen, S.: The autistic child's theory of mind: A case of specific developmental delay. *Journal of Child Psychology and Psychiatry, 30*, 285–297, 1989.

Bölte, S., Poustka, F. : *FSK Fragebogen zur Sozialen Kommunikation. Autismus Screening.* Huber, Bern 2006.

Bölte, S., Rühl, D., Schmötzer, G., Poustka, F.: ADI-R Diagnostisches Interview für Autismus – Revidiert. Deutsche Fassung des Autism Diagnostic Interview – Revised (ADI-R) von Michael Rutter, Ann LeCouteur und Catherine Lord. Huber, Bern 2006.

Cohen, D. J., Volkmar, F. R. (Eds.): *Handbook of Autism and Developmental Disorders*. Wiley & Sons, New York 1997.

Deutsche Gesellschaft für Kinder- und Jugendpsychiatrie und Psychotherapie (Hrsg.): *Leitlinien zur Diagnostik und Therapie von psychischen Störungen im Säuglings-, Kindes- und Jugendalter*. Deutscher Ärzte Verlag, Köln 2000.

Frith, U.: *Autismus. Ein kognitionspsychologisches*

Puzzle. Spektrum Akademischer Verlag, Heidelberg 1992.

Häfner, H., Helmchen, H.: Psychiatrischer Notfall und psychiatrische Krise – konzeptuelle Fragen. *Nervenarzt, 49*, 82–87, 1978.

Heller, T.: Über Dementia infantilis. *Zeitschrift für die Erforschung und Behandlung des jugendlichen Schwachsinns, 2*, 17–28, 1908.

Herpertz-Dahlmann, B., Resch, F., Schulte-Markwort, M., Warnke, A. (Hrsg.): *Entwicklungspsychiatrie. Biopsychologische Grundlagen und die Entwicklung psychischer Störungen*, 2., überarb. und erw. Auflage. Schattauer, Stuttgart, 2008.

Hobson, R. P.: On the origins of self and the case of autism. *Development and Psychopathology, 2*, 163–181, 1990.

Kusch, M., Petermann, F.: *Entwicklung autistischer Störungen*. Huber, Bern-Stuttgart-Toronto 1990.

Lord, C., Rutter, M., LeCouteur, A.: Autism Diagnostic Interview – Revised: A revised version of a diagnostic interview for caregivers of individuals with possible pervasive developmental disorder. *Journal of Autism and Devel-*

opmental Disorders, 24, 659–685, 1994.

Lord, C., Rutter, M., Di Lavore, P.: Autism Diagnostic Observation Schedule – Generic. *The Psychological Corporation*, Philadelphia 1997.

Lord, C., Rutter, M., Goode, S., Heemesbergen, J.: Autism Diagnostic Observation Schedule: A standardized observation of communicative and social behaviour. *Journal of Autism and Developmental Disorders,19*, 185–212, 1989.

Poustka, F., Bölte, S., Feineis-Matthews, S., Schmötzer, G.: *Autistische Störungen. Leitfaden Kinder- und Jugendlichenpsychotherapie* (Band 5). Hogrefe, Göttingen 2004.

Premack, D., Woodruff, G.: Does the chimpanzee have a "theory of mind"? *Behavior and Brain Sciences, 4*, 515–526, 1978.

Remschmidt, H.: Notfälle der Jugendpsychiatrie– die Adoleszentenkrisen. *Deutsches Ärzteblatt 75*, 893–898, 1978.

Remschmidt, H.: Das Asperger-Syndrom. Eine zuwenig bekannte Störung? *Deutsches Ärzteblatt, 97*, A-1296 –

A-1301, 2000

Remschmidt, H., Kamp-Becker, I.: Neuropsychologie autistischer Störungen. *Fortschritte der Neurologie und Psychiatrie, 73*, 654–663, 2005.

Remschmidt, H., Kamp-Becker, I.: Das Asperger-Syndrom – eine Autismus-Spektrum-Störung. *Deutsches Ärzteblatt, 104*, A-873–881, 2007.

Remschmidt, H., Schmidt, M. H. (Hrsg.): *Kinder- und Jugendpsychiatrie in Klinik und Praxis*. Bd. I. Thieme, Stuttgart, New York 1988.

Rickarby, G., Carruthers, A., Mitchell, M.: Brief report: Biological factors associated with Asperger's syndrome. *Journal of Autism and Developmental, 21*, 341–348, 1991.

Rühl, D., Bölte, S., Feineis-Matthews, S., Poustka, F.: *Diagnostische Bebachtungsskala für Autistische Störungen (ADOS)*. Huber, Bern 2004.

Steindal, K.: *Das Asperger-Syndrom*. Herausgegeben vom Bundesverband „Hilfe für das autistische Kind e.V.", 2. Aufl., Hamburg 1997.

Weber, D.: Autistische Syndrome. In: Remschmidt, H.,

Schmidt M. H. (Hrsg.): *Kinder- und Jugendpsychiatrie in Klinik und Praxis*, Bd. II, Thieme, Stuttgart 1985, 269–298.

Wilker, F.-W.: *Autismus*. Wissenschaftliche Buchgesellschaft, Darmstadt 1989.

World Health Organization (1992): *The ICD-10 classification of mental and behavioural disorders: clinical descriptions and diagnostic guidelines*. WHO, Geneva.

World Health Organization (1994): *Pocket guide to the ICD-10 classivication of mental behavioural disorders: with glossary and diagnostic criteria for research*. Churchill Livingstone, Edinburgh.

孤独症相关重要机构信息

德国孤独症协会（autismus Deutschland e.V.）

孤独症人士支持联合会（Bundesverband zur Förderung von Menschen mit Autismus）

Rothenbaumchaussee 15

20148 Hamburg

Tel.: 040/5 11 56 04, Fax: 040/5 11 08 13

info@autismus.de, www.autismus.de

这个联合会发表了一份名为《联邦德国孤独症人士境况》（*Zur Situation autistischer Menschen in der Bundesrepublik Deutschland*）的备忘录，发行《孤独症》杂志以及许多其他文件，这些都可以从上述办公地址获取。

德国儿童与青少年精神病学与心理治疗协会（Deutsche Gesellschaft für Kinder- und Jugendpsychiatrie und Psychotherapie e.V.）

办事处、秘书处及成员管理处

Reinhardtstraße 14

10117 Berlin

Tel.: 030/2809-6519, Fax: 030/2809-6579

geschaeftsstelle@dgkjp.de, www.dgkjp.de

可从该办事处领取德国境内的儿童及青少年精神病机构目录，以及获取一系列关于儿童和青春期精神障碍和疾病的识别和治疗的文件、声明。

协会的官方刊物是《儿童与青少年精神病学与心理治疗》（*Zeitschrift für Kinder- und Jugendpsychiatrie und Psychotherapie*），由伯尔尼的胡贝尔出版社（Huber Verlag）出版。

奥地利孤独症人士援助会（Österreichische Autistenhilfe）

Eßlinggasse 17

A-1010 Wien

Tel.: 0043/1/5 33 96 66, Fax: 0043/1/5 33 78 47

office@autistenhilfe.at, www.autistenhilfe.at

瑞士孤独症协会（Autismus Schweiz/Autisme Suisse）

咨询处及资料室

Rue de Lausanne 91

CH-1700 Fribourg

Tel.: 0041/26/3 21 36 11, Fax: 0041/26/3 21 36 15

infodoc@autism.ch, www.autismusschweiz.ch

致 谢

感谢我的同事格林德尔（Grundel）女士和戈伊（Goy）女士，她们协助我完成了书稿，感谢斯特凡·迈尔（Stephan Meyer）博士，是他让我有了完成这本小册子的打算。接下来我还要感谢许许多多的患者及其父母，我从他们身上学到了很多。最后我还要感谢的是“德国孤独症协会（孤独症人士支持联合会）”的专业咨询委员会，即使离开了它我也觉得那里分外亲切。

译名对照表

Abkapselung 封闭

Adoleszenz 青春期

Adrenalin 肾上腺素

Affektive(r) 情感

–Entwicklung 情感发育

–Kontakt 情感接触

–Theorie 情感理论

Aggression 攻击性

Aggressives Verhalten 攻击性行为

Klin, A. 艾米 · 克林

Alleinsein, autistisches 自我中心的孤独

Angstzustände 焦虑状态

Antidepressiva 抗抑郁药

Antikonvulsiva 抗惊厥药

Arbeitstherapie 工作疗法

Arrow, P. 彼得・艾罗

Asperger, Hans 汉斯・阿斯伯格

Asperger-Syndrom 阿斯伯格综合征

–Abgrenzung von anderen Störungen 阿斯伯格综合征与其他障碍症的区别

–Diagnostik 阿斯伯格综合征诊断

–Häufigkeit 阿斯伯格综合征患病率

–Symptomatik 阿斯伯格综合征症状学

–Therapie 阿斯伯格综合征疗法

–Ursachen 阿斯伯格综合征病因

–Verlauf 阿斯伯格综合征病程

Atypischer Autismus 非典型孤独症

Auditorisches Integrationstraining (AIT) 听觉统合训练

Aufmerksamkeitsdefizit-/ Hyperaktivitätsstörung 注意力缺陷与多动障碍

Aufmerksamkeitsstörung 注意力障碍

Autismus 孤独症

–sozialrechtliche Zuordnung 孤独症社会法分类

–als tiefgreifende Entwicklungsstörung 作为广泛性发育障碍的孤独症
Autismus-Spektrum-Störung 孤独症谱系障碍
Autistische Psychopathie 孤独性精神病态
Autoaggression 自残
Behandlung 治疗
–allgemeine Prinzipien 治疗的一般原则
–andere tiefgreifende Entwicklungsstörungen 其他广泛性发育障碍的治疗
–Asperger-Syndrom 阿斯伯格综合征的治疗
–frühkindlicher Autismus 儿童孤独症的治疗
–neuere Trends 治疗新趋势
Behandlungsplan 治疗计划
Benedryl 苯海拉明
Beobachtungsinstrumente 观测手段
Berufliches Training 职业训练
Beschäftigungstherapie 职业疗法
Beta-Rezeptoren-Blocker β受体阻滞剂
Bettelheim, Bruno 布鲁诺 · 贝特尔海姆
Bewertung, Grundsätze der 评价标准
Beziehungsstörung 关系障碍

Biklen, Douglas 道格拉斯·比克伦

Biochemische Besonderheiten 生物化学特性

Bleuler, Eugen 欧根·布洛伊勒

Blickkontakt 目光接触

Body-Mass-Index (BMI) 身体质量指数

Bosheitsakte, autistische 孤独性恶意行为

Bregman, J. D. 乔尔·D. 布雷格曼

Bundessozialhilfegesetz《联邦社会救助法》

Buspiron 丁螺环酮

Campbell, M. 迈克·坎贝尔

Chorea Huntington 亨廷顿病

Clomipramin 氯米帕明

Clonidin 可乐定

Daily-Life-Therapie 日常生活疗法

Defizite 缺陷

–kognitive 认知缺陷

–neuropsychologische 神经心理缺陷

Depressive Syndrome 抑郁综合征

Deprivationssyndrom 剥夺综合征

Desintegrative Störungen 瓦解性障碍

Diagnostik 诊断

Dillantin 苯妥英钠（大仑丁）

Dopamin 多巴胺

Down-Syndrom 唐氏综合征

DSM-IV (Klassifikation)《精神障碍诊断及统计手册》第4版

Edelson, S. M. 斯蒂芬・M. 埃德尔森

Eingliederungshilfe-Verordnung《社会融入援助规定》

Eltern-Kind-Beziehung 亲子关系

Empathie, gestörte 有障碍的移情

Endorphine 内啡肽

Entwicklung, affektive 情感发育

Entwicklungsphasen 发育阶段

Entwicklungsprofil 发育特性

Entwicklungsstörungen, andere tiefgreifende 其他广泛性发育障碍

Epidemiologie 流行病学

Epileptische Anfälle 癫痫发作

Erbeinflüsse 遗传影响

Erregungszustände 激动状态

Fading (schrittweise Zurücknahme der Hilfestellung) 渐隐（逐步撤除支持）

Familienbezogene Maßnahmen 家庭相关的措施

Familienuntersuchungen 家族研究

Fenfluramin 芬氟拉明

Festhalten an Gewohnheiten 墨守成规

Festhaltetherapie 拥抱疗法

Flooding 满灌（疗法）

Fluoxetin 氟西汀

Fluvoxamin 氟伏沙明

Fragiles-X-Syndrom 脆性 X 综合征

Frontallappenfehlfunktion 额叶功能障碍

Frühförderung 早期支持

Frühkindlicher Autismus 儿童孤独症

Geistige Behinderung 智力障碍

Genetische Faktoren 遗传因素

Gerdtz, J. 约翰·格茨

Gestützte Kommunikation 辅助沟通

Gewichtsregulation, abnorme 体重调节反常

Gillberg, Christopher 克里斯托弗·吉尔伯格

Gilles-de-la-Tourette-Syndrom 抽动–秽语综合征

Haloperidol 氟哌啶醇

Häufigkeit 患病率

Heller, Theodor 特奥多尔·黑勒

Hellersche Demenz 黑勒痴呆症

"High-functioning"-Autismus 高功能孤独症

Hirnfunktionsstörung 脑功能障碍

–bei Asperger-Syndrom 在阿斯伯格综合征中的脑功能障碍

–bei frühkindlichem Autismus 在儿童孤独症中的脑功能障碍

Hirnschädigung 脑损伤

Hospitalismus 医院症

Howlin, P. 帕特丽夏·霍林

Hyperkinetisches Syndrom 多动综合征

ICD-10 (Klassifikation)《疾病和有关健康问题的国际统计分类》第 10 版

Informationsverarbeitung 信息加工

Intelligenz 智力

Intelligenzminderung 智力发育迟滞

Interventionen, nachfolgende 后续干预

Interventionsbedürftige Störungen 需要干预的障碍症

Kanner, Leo 莱奥·肯纳

Kanner-Syndrom 肯纳综合征

Kinder- und Jugendhilferecht《儿童及青少年救助法》

Kindesalter, Therapie und Rehabilitation 儿童期的疗法及康复

Klassifikationssysteme 分类系统

Kognitive Defizite 认知缺陷

Kognitive Theorie 认知理论

Kommunikation 沟通

Komorbidität 共病症

Konkordanzrate 同病率

Kontakt-und Kommunikationsstörungen 接触与沟通障碍

Kontakt-und Sozialverhalten 接触与社会行为

Körperbezogene Behandlungsverfahren 身体相关的治疗方式

Krisenintervention 危机干预

Kretschmer, Ernst 恩斯特・克雷奇默

Langzeitprognose, Asperger-Syndrom 阿斯伯格综合征的远期预后

Langzeitverlauf, frühkindlicher Autismus 儿童孤独症的长期病程

Lovaas, O. I. 奥莱・伊万・洛瓦斯

Mahler, Margaret 玛格丽・马勒

Medikamentöse Behandlung 药物治疗

Melleril 硫利达嗪（美立廉）

Mehrfachbehinderungen 多重障碍

Mentalisieren 心理化

Mesibov, G. B. 加里 · B. 麦西博夫

Molekulargenetische Untersuchungen 分子遗传学检测

Motorische Ungeschicklichkeit 动作笨拙

Multimodale Behandlung 多模式治疗

Multiplex Developmental Disorders (MDD) 多重复杂发育障碍

Naltrexon 纳曲酮

Negativistische Reaktionen 消极反应

Neurobiologische Besonderheiten 神经生物学异常

Neurofibromatose 神经纤维瘤病

Neuroleptika 神经阻滞剂

Neurologische Befunde 神经学诊断结果

Neuropsychologische Defizite 神经心理学缺陷

Neurosensorische Verfahren 感觉神经方法

Neurotransmitter 神经递质

Nonverbale Lernstörung 非语言性学习障碍

Noradrenalin 去甲肾上腺素

Notfall 紧急情况

Opiatantagonist 阿片受体拮抗剂

Oxytocin 催产素

Pädagogische Programme 教育项目

Persönlichkeitsstörung, autistische 孤独性人格障碍

Persönlichkeitsstörung, zwanghafte 强迫性人格障碍

Prinzipien der Behandlung 治疗原则

Prognose 预后

Phenylketonurie 苯丙酮尿症

Psychogenese 心理成因

Psychopathie, autistische 孤独性精神病态

Psychose 精神病

Psychotische Zustandsbilder 精神病状态

Rehabilitation 康复

Reifungsphasen 成熟阶段

Rett, Andreas 安德烈亚斯・雷特

Rett-Syndrom 雷特综合征

Rimland, B. 伯纳德・里姆兰

Risperidon 利培酮

Ritalin 哌甲酯（利他林）

Rogers, S. 莎莉・罗杰斯

Rollenspiel 角色扮演

Rötelnembryopathie 先天性风疹综合征

Rötelnerkrankung 风疹

Rötelninfektion 风疹感染

Rutter, M. 迈克尔・路特

Schizoide Persönlichkeitsstörung 分裂样人格障碍

Schizophrenie 精神分裂症

–in der Kindheit 童年期精神分裂症

Schizothymie 类精神分裂体质

Schlafstörungen 睡眠障碍

Schopler, E. 埃里克・修普勒

Schuld 罪责

Schulunterricht 学校课程

Selbststimulation 自我刺激

Selbstverletzendes Verhalten 自我伤害行为

Sellin, Birger 比格尔・塞林

Serotonerges System 5– 羟色胺能系统

Serotonin 5– 羟色胺

Serotonin-Wiederaufnahme-hemmer 5– 羟色胺再摄取抑制剂

Shaping (Verhaltensformung) 塑造（行为塑造）

Sinnesdefekte 感官缺陷

Skalen 量表

Soziale 社会性

–Aktionen 社会性活动

–Interaktion 社会性互动

–Wahrnehmung 社会性感知

Sozialrechtliche Zuordnung 社会法分类

Spezialinteressen 特殊兴趣

Sprachanbahnung 语言开发

Sprachauffälligkeiten 语言异常

Sprachentwicklung 语言发育

Stereotype Bewegungen, desintegrative Störungen 瓦解性障碍刻板运动

Stereotype Verhaltensmuster, frühkindlicher Autismus 儿童孤独症刻板行为模式

Stereotypien, Behandlung 刻板行为的治疗

Stimme, auffällige 声音异常

Stimmungsschwankungen 情绪波动

Stimulantien 兴奋剂

Störung 障碍

–der Empathie 移情障碍
–interventionsbedürftige 需要干预的障碍
–kognitive Prozesse 认知进程障碍
Symptomverlagerung 症状转移
Tantam, D. 迪格比・坦塔姆
TEACCH-Programm 孤独症及相关沟通障碍儿童的矫治与教育项目
Tegretal 卡马西平（得理多）
Theory of mind 心理理论
Therapie 疗法
Therapie des erzwungenen Festhaltens 强制拥抱疗法
Tics 抽动症
Tiefgreifende Entwicklungsstörungen, andere 其他的广泛性发育障碍
Tinbergen 廷贝尔根夫妇
Tomatis, A., Methode von 托马蒂斯方法
Tuberöse Sklerose 结节性硬化症
Umgebungsbezogene Maßnahmen 环境相关的措施
Ungeschicklichkeit, motorische 笨拙，动作
Unruhezustände 不安状态

Ursachen 病因

Urvertrauen 原始信任

Veitstanz 舞蹈症

Veränderungsängste 对改变的焦虑

Vererbbarkeit 遗传性

Verhalten, aggressives 攻击性行为

Verhaltensbezogene Maßnahmen 行为相关的措施

Verhaltensexzesse 行为过度

Verhaltensformung (Shaping) 行为塑造（塑造）

Verhaltenstherapie 行为疗法

Verhaltenstraining 行为训练

Verlauf 病程

Verlaufsuntersuchungen 病程研究

Volkmar, F. R. 弗雷德・R. 沃尔克马

Vorausgehende Interventionen 前期干预

Vorgeschichte 病史

Welch, Martha 玛莎・韦尔奇

Wing, L. 洛娜・温

Wolff, S. 苏拉・沃尔夫

Zielsymptome 目标症状

Zurücknahme der Hilfestellung (Fading) 撤除支持（渐隐）

Zwanghaftes Verhalten 强迫行为

Zwangsphänomene 强迫现象

Zwangsstörung 强迫性障碍

Zwillingsstudien 双生子研究

图书在版编目（CIP）数据

孤独症：表征、病因与帮助 / （德）赫尔穆特·雷姆施密特著；唐翊译. —上海：上海三联书店，2024.5

（日耳曼通识译丛）

ISBN 978-7-5426-8425-7

Ⅰ. ①孤… Ⅱ. ①赫…②唐… Ⅲ. ①孤独症－普及读物 Ⅳ. ① R749.99-49

中国国家版本馆 CIP 数据核字（2024）第 057940 号

孤独症：表征、病因与帮助

著　　者 /〔德〕赫尔穆特·雷姆施密特
译　　者 / 唐　翊
责任编辑 / 王　建
特约编辑 / 张士超
装帧设计 / 鹏飞艺术
监　　制 / 姚　军
出版发行 / 上海三联书店
（200041）中国上海市静安区威海路 755 号 30 楼
联系电话 / 编辑部：021-22895517
发行部：021-22895559
印　　刷 / 三河市中晟雅豪印务有限公司
版　　次 / 2024 年 5 月第 1 版
印　　次 / 2024 年 5 月第 1 次印刷
开　　本 / 787×1092　1/32
字　　数 / 57 千字
印　　张 / 6

ISBN 978-7-5426-8425-7 / R·139

定　价：28.80元

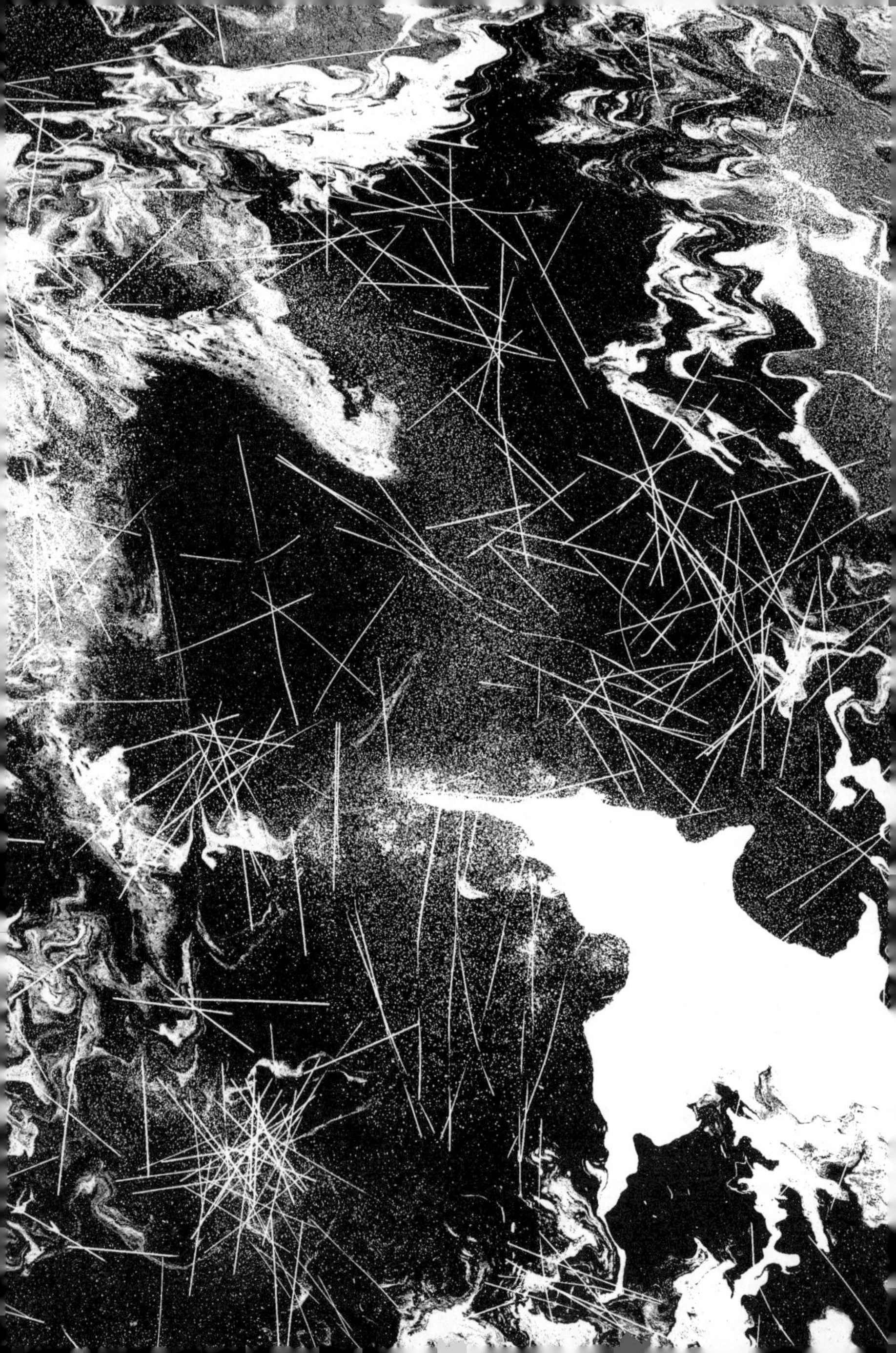

著作权合同登记号　图字：10－2022－391 号

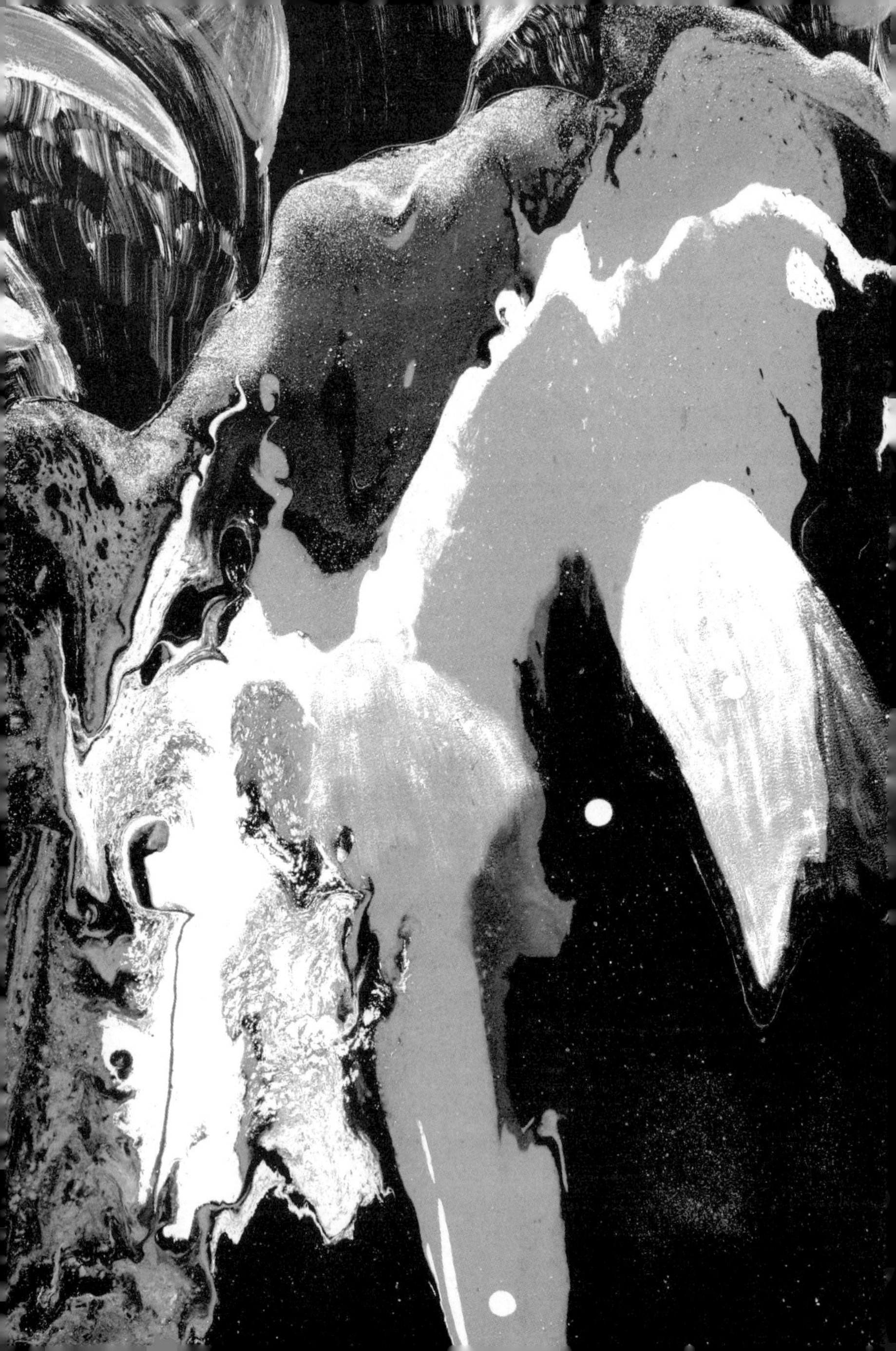